AF750086

Soutenir les mineurs isolés face au psychotraumatisme

Éthique et pratique médicale

fondée par Richard Moreau

Collection dirigée par Roger Teyssou

La collection « Éthique et pratique médicale » est une tribune qui permet à tous les acteurs du monde de la santé, professionnels, enseignants, administrateurs, économistes et patients d'exposer leurs opinions, de décrire leur expérience et de proposer des solutions aux problèmes posés par une profession en pleine mutation, et ce en toute indépendance et en conformité avec la déontologie et les bonnes pratiques médicales.

Dernières parutions

Marie-Caroline LAÏ, *Éthique, Intelligence Artificielle et santé. Pour la construction d'un cadre éthique opérationnel*, 2024.
Jacques JAUME et Nathalie RIVIÈRE, *L'Accompagnée*, 2024.
Éric BASEILHAC, *Mythologie du médicament*, 2024.
Mohamed Naceur KRIFI, *L'Homo-cobayeur. Expérimentations médicales* in*humaines*, 2024.
Olivier NKULU KABAMBA, *Le cancer et la sorcellerie. Narration d'un malentendu étiologique et clinique en médecine*, 2024.
Jacques JAUME et Nathalie RIVIÈRE, *Voyage au cœur du deuil,* 2023.
Michel BOLLA, *Cancer et parcours de soins, L'odyssée du malade*, 2023.
Olivier NKULU KABAMBA, *La réflexivité dans la relation soignant-soigné. Un regard éthique sur l'empathie*, 2023.
Marc BAUDET, Catherine DAUGAREIL, *Comprendre pour mieux prévenir les maladies cardio-vasculaires. Mieux vaut prévenir que guérir*, 2023.
Padrig MAHE, *Vers un mieux-vivre en EHPAD, Guide pratique pour déployer une Offre d'Activités et d'Animations (OAA)*, 2023.
Jacques MORNAT, *Presque tout sur la médecine en France. Pour mieux comprendre le système de santé*, 2023.
Michel BOURIN, *Faire face au polyhandicap*, 2023.
Dr Pierre MESTOUDJIAN, *La méthode facile pour arrêter de fumer du jour au lendemain, Le nouvel antidote du tabac*, 2023.

Sophie Guglielmoni

Soutenir les mineurs isolés face au psychotraumatisme

Une éthique relationnelle à l'aide sociale à l'enfance

Préface de Flora Bastiani

L'Harmattan

5-7, rue de l'École-Polytechnique ; 75005 Paris

http://www.editions-harmattan.fr

ISBN : 978-2-336-49765-5

EAN : 9782336497655

Remerciements

Mes remerciements s'adressent à Flora Bastiani, pour m'avoir fait l'honneur de préfacer cet ouvrage, et dont les publications sont une source constante d'inspiration.

Merci aux participants à cette étude pour leur confiance. Merci d'avoir accepté de livrer sans réserve, votre témoignage si précieux. Confiance à laquelle, j'espère avoir rendu justice.

Merci à Adam, Gilles, Nathalie, Marc Cathelyne et Sandrine pour leur disponibilité et leur relecture avisée.

Merci enfin, à Adam et Garance mes chers enfants, pour m'avoir supportée et avoir soutenu ma démarche, tout au long de l'écriture de cet ouvrage.

Je tiens également à témoigner ici, de mon estime et de mon admiration pour le courage et la dignité avec lesquels les mineurs et majeurs isolés ou non, affrontent quotidiennement les vicissitudes de leurs parcours.

Est-ce que j'ai dormi, pendant que les autres souffraient ?
Est-ce que je dors en ce moment ?
Demain, quand je croirai me réveiller,
que dirai-je de cette journée ?

Samuel BECKETT, *En attendant Godot*.

SOMMAIRE

Préface

Il est coutumier d'imaginer de l'enfance qu'elle s'inscrit dans un temps du jeu, de la sérénité et de l'insouciance. Mais l'enfance peut-elle seulement exister comme nous la rêvons, ou ne s'agit-il que du fantasme produit par des adultes en quête d'un passé idéalisé ? Cette vision, aussi sympathique soit-elle, relève d'une croyance qui permet de maintenir une distance entre la simplicité de l'enfance et le sérieux de l'âge adulte. Alors comment accéder à l'idée d'une enfance maltraitée, formée d'événements violents, au-delà même de tous nos repères ? L'exploitation, les situations de violence intra-familiale ou intra-communautaire, l'enrôlement forcé dans un groupe armé, la persécution ou l'extrême pauvreté sont autant de raisons qui peuvent pousser des enfants à fuir leur lieu de vie à la recherche d'un environnement moins risqué.

La réalité des trajectoires de vie complexes des mineurs non accompagnés vient mettre en question nos idées sur l'enfance tout en nous questionnant sur notre capacité à les penser. Le livre de Sophie Guglielmoni donne à sentir toute la gravité que revêt le travail social dans ce contexte.

Le déracinement, la perte des liens d'intimité avec les proches, l'incompréhension culturelle et linguistique et l'accumulation d'événements difficilement pensables, donnent à la situation des mineurs non accompagnés un statut exceptionnel. Celui-ci n'est pas seulement dû à leur isolement global, mais également aux traces que les traumatismes issus de leurs parcours singuliers ont laissées en eux.

Pour accompagner ces jeunes, les travailleurs sociaux ne peuvent pas ignorer que, derrière la résistance des symptômes pathologiques et la réticence à se livrer à autrui, le vécu complexe de leur migration continue à vivre. Il est à l'œuvre dans les tréfonds de l'indicible. Il garde ouvert, à vif, les traumatismes charriés par les images, les odeurs et les sons. Il se lit dans les meurtrissures de la chair et de la psyché. Il métamorphose toutes les perceptions et toutes les relations, en les parcourant du souffle glacé qui réveille l'insécurité et l'angoisse.

Aborder le travail de l'Aide sociale à l'enfance, c'est parler d'apporter un soutien à des situations insoutenables, d'accompagner la blessure d'enfants qui ne recherchent qu'à frayer leur voie dans une existence chaotique. Comment parvenir à dire ces vécus ? Comment en tirer une véritable histoire qui puisse être observée de l'extérieur et enfin entrer dans une histoire personnelle en tant que passé ?

Le temps de la minorité est le seul qui soit accessible aux travailleurs sociaux pour construire avec ces jeunes une vie nouvelle – une vie dans laquelle ils puissent découvrir un sens et se faire une place. C'est cette urgence des quelques années ou mois qui séparent de la majorité à laquelle les travailleurs sociaux se confrontent : alors que le temps passe, comment faire émerger une parole où la rencontre pourra enfin se nouer ?

Raconter son histoire à l'oreille attentive d'un travailleur social, signifie aussi trouver le moyen de dépasser ses craintes pour se confier. La narration ne peut jamais être extirpée de l'esprit car elle ne préexiste pas à la formulation langagière subjective. Et cette parole ne peut jamais être forcée. Dès lors toute la difficulté éthique que nous dévoile ce livre est révélée dans cette position délicate d'un accompagnement qui cherche à créer toutes les conditions pour que le récit émerge sans pour autant ne pouvoir faire autre chose que d'espérer qu'il s'y exprime à un moment ou un autre.

Respecter la dignité des personnes vulnérables signifie aussi respecter leur autonomie, les laisser libres de consentir au récit de leur parcours. On retrouve là l'ambiguïté qui réside dans tout soin : le professionnel, malgré toutes ses connaissances et la maîtrise théorique qu'il a de ses missions, est enseigné par l'expression de la personne, à l'aune de la rencontre.

En donnant la parole aux travailleurs sociaux, en laissant leurs mots guider ses analyses, ce livre nous dévoile les questions fondamentales de l'éthique qui structure l'accompagnement de personnes en souffrance. Comment nouer une relation avec une personne qui se refuse l'accès à sa propre histoire ? Comment concilier la volonté d'aider avec l'autonomie et la liberté de la personne accompagnée ? Entendre les professionnels, c'est aussi entendre ce qui les porte dans leurs missions et être attentif à toutes les tensions, parfois contradictoires, qui les traversent.

L'accompagnement est un art de l'écoute, de la confiance, de la construction d'un récit du traumatisme au fil d'un dialogue profondément humain – un art qui s'inscrit dans le temps et l'espace d'une relation vouée à se terminer, d'un instant à l'autre. Ce livre nous donne accès à une réalité souvent ignorée : celle du quotidien des travailleurs sociaux qui portent avec eux l'histoire de ces enfants. Les accompagnements se succèdent en laissant dans leur sillage des marques sur le vécu des professionnels, suspendus à ce qui aura eu lieu ou non dans l'espace et le temps limités de la rencontre.

Flora Bastiani
Toulouse, le 30 septembre 2024

INTRODUCTION

Longtemps délégué au domaine de la psychologie ou de la psychanalyse, l'examen de la relation d'accompagnement social – comme objet de réflexion – n'est pas traditionnellement subordonné au domaine de l'éthique.

Cependant, le travail social pose tout autant de questionnements d'ordre éthique que le milieu médical, autant du point de vue philosophique, juridique et du soin, justifiant l'émergence d'une réflexion éthique dans ce domaine.

Indéniablement, dans le social comme à l'hôpital, nous assistons depuis une à deux décennies à une crise de la vocation professionnelle. Comment expliquer ce phénomène et comment tenter de le résoudre ? L'éthique peut-elle venir en soutien à ce problème ?

De 2008 à 2010, L'ANESM[1] a pour mission d'élaborer des recommandations de bonnes pratiques professionnelles. Il s'agit d'actualiser les principes éthiques au regard de la responsabilité des professionnels face à la vulnérabilité des personnes accompagnées, et au regard de la complexité des situations rencontrées, qui épuisent le cadre juridique et déontologique qui entourent les pratiques. L'objectif est d'accompagner les établissements sociaux et médico-sociaux dans l'élaboration d'une démarche éthique.

Cet *appel* à l'éthique répond à une recherche de sens et de repères dans la relation d'accompagnement social et médico-social. La contractualisation des rapports entre travailleurs sociaux et *usagers* des institutions sociales et médico-sociales, couplée à une amplification exponentielle

---

[1] Agence nationale de l'évaluation et de la qualité des établissements sociaux et médico-sociaux.

des procédures administratives et juridiques, ont remanié en profondeur les liens d'accompagnement. Autrefois *métiers de contact*, ils deviennent *métiers de la procédure*. Les travailleurs sociaux se spécialisent de plus en plus dans leur domaine, et la question de la relation avec la personne perd peu à peu de sa densité, amplifiant dans le même temps l'effritement du sens des pratiques sociales.

Le constat est somme toute assez simple : dans le social comme à l'hôpital, partout où les gestes techniques priment sur la rencontre et l'humain, la vocation s'oxyde et s'atrophie.

Comment définir l'éthique, en quoi se différencie-t-elle de la morale et peut-elle soutenir la restauration des rapports humains dans le social et le médico-social ?

Contrairement à la morale, l'éthique n'a pas de vocation normative. Elle vise le consensus mais se fonde sur un principe de confrontation du contradictoire, elle émerge de la discussion entre des points de vue divergents. Alors que l'essence de la morale se manifeste dans un principe d'*universalité*, celle de l'éthique émerge d'un principe de *singularité*. L'éthique relève d'une recherche, d'un questionnement *en situation*, c'est-à-dire à partir des problèmes de terrain, et ne dispose pas de réponse *à priori*.

Dans cet ouvrage, nous nous intéressons plus précisément à *l'éthique relationnelle* que nous définissons, en nous appuyant sur les apports de Levinas, comme surgissant du rapport à autrui et non, en référence à l'universalité d'une loi.

Nous penserons l'éthique relationnelle dans le cadre de l'accompagnement à l'Aide sociale à l'enfance, à partir d'un problème de terrain : comment accompagner des personnes vulnérables aux prises avec un trouble psychique *et* en refus de soin ?

Ce travail de réflexion est le fruit d'une collaboration avec quatre travailleurs sociaux de l'Aide sociale l'enfance

(ASE), exerçant dans un service spécialisé dans l'accompagnement des mineurs isolés, autrement nommés mineurs non accompagnés (MNA). Ils ont pour mission d'accompagner les mineurs et jeunes majeurs isolés en veillant à leur santé, leur sécurité, leurs conditions d'éducation, de formation et leur développement physique, affectif, intellectuel et social.

Cet ouvrage articule sa problématique autour du témoignage de ces travailleurs sociaux au sujet de la relation d'accompagnement vers le soin du psychotraumatisme, lorsque les jeunes accompagnés refusent ces soins. Il propose une réflexion à partir de la question de ce refus de soin et des tensions qu'il suscite.

Quels enseignements éthiques peut-on tirer de cette situation ? Peut-on imposer les soins dans le cadre légal de l'exercice de la tutelle, en vue de la protection de ces mineurs ? Faut-il au contraire privilégier le respect de l'autonomie et accompagner le jeune en tenant compte de ce refus ? Quelle décision serait la plus à-même de nourrir le respect de la dignité humaine ?

Le travailleur social engage-t-il sa responsabilité dans cette situation ? Si oui, comment et de quelle responsabilité s'agit-il ? Quels en sont les enjeux ?

L'ambition de cet ouvrage est de proposer une éthique de la relation d'accompagnement à l'ASE, à partir de ce problème de terrain. Nous mettrons en dialogue le récit de leur pratique quotidienne avec des concepts théoriques issus des disciplines de philosophie, de droit et du soin ; nous conduisant à esquisser une théorie de l'éthique de la responsabilité.

Le principe architectural de ce travail repose sur quatre piliers conceptuels : le temps, le rapport à autrui, la norme et la responsabilité.

Le concept de temps nous permet d'ébaucher une temporalité chronologique du psychotraumatisme partant du temps de l'effraction au temps du récit. Nous interrogerons également une temporalité de l'éthique – notamment à travers la mise en débat des apports théoriques de Ricœur et Levinas – ayant pour objet de réaffirmer la valeur et la pertinence d'une élaboration d'une relation éthique *à postériori* de la rencontre. Enfin, nous tisserons un lien de causalité entre temps et rapport à autrui, en confrontant les notions de temporalité *subjective* et de temporalité *objective*.

Le second pilier de ce travail est celui du rapport à autrui. Quel sont les effets du psychotraumatisme sur le rapport au temps, au corps et la relation à autrui ? Pour répondre à cette question, nous mettrons en perspective les témoignages des travailleurs sociaux avec les apports théoriques de Levinas, Derrida, Arendt, Pankow, Freud et Winnicott.

Le concept de norme constitue le troisième pilier de cette construction réflexive. La notion de psychotraumatisme sera revisitée au regard de ce concept, qui sera appréhendé à partir des travaux de Goldstein et Canguilhem, mis en perspective avec les témoignages des participants à notre étude. Il s'agit de se questionner sur l'aspect relatif de la norme, de le mettre en corrélation avec la notion de maladie et de réinterroger par ce biais, les contours du rapport entre normal et pathologique. Nous examinerons la notion de contrainte aux soins au regard des paradigmes de protection et d'autonomie.

Les trois premiers piliers de notre réflexion nous conduisent au quatrième et dernier d'entre eux : le concept de responsabilité, au travers de la relation éthique, pour en venir à nous interroger sur ce que serait une éthique de la responsabilité.

Enfin, ces quatre piliers supportent le sujet central de cet ouvrage : l'éthique relationnelle, unique fil rouge de ce travail, sans cesse réinterrogée à chaque étape de notre réflexion.

CHAPITRE 1

Etre mineur isolé en France : état des lieux.

Le terme de mineur isolé renvoie à l'âge de la personne, à une absence de représentants légaux et implicitement, à un statut juridique d'enfant à protéger. Cette terminologie ne fait pas référence à l'extranéité des mineurs concernés, pourtant bien corrélée à ce statut particulier. Ce terme désigne donc toute personne étrangère, mineure et sans représentant légal sur le territoire français.

Arrivés majoritairement de façon irrégulière sur le territoire, ces mineurs font face durant leur parcours à des situations la plupart du temps d'une extrême dangerosité, les exposant significativement au risque de développer un psychotraumatisme.

Ce trouble psychique suscite depuis plusieurs années un regain d'intérêt dans la population générale et dans les milieux médico-sociaux, plus aptes semble-t-il à considérer et à prendre en charge les vulnérabilités qu'il engendre. Cependant, nous allons voir que la situation est plus complexe qu'il n'y paraît, en raison des spécificités de ce trouble pouvant notamment impacter l'adhésion aux soins psychiques.

La question du consentement aux soins de personnes vulnérables met en exergue les tensions éthiques qui émergent de l'antagonisme d'une volonté d'aider, qui excèderait celle d'*être* aidé, et donne ainsi à penser le respect de la liberté et de la dignité humaine.

1.1 Mineurs et isolés : Les ressorts de la vulnérabilité.

A l'échelle d'une nation, panser les blessures d'une guerre passe en premier lieu par une volonté de reconstruire matériellement le pays. Après la Seconde Guerre mondiale, face aux pertes humaines, l'Etat français encourage l'immigration afin de pallier l'insuffisance de main d'œuvre. Provenant majoritairement d'Europe (Espagne, Italie) et du Maghreb, cette migration reste stable et contrôlée par l'ONI[1], jusque dans les années 70.

Entre les années 1974 et 1999, l'immigration liée au travail diminue et change de nature pour laisser place à une immigration familiale. La provenance des personnes varie : la proportion d'européens baisse et un plus grand nombre de personnes viennent du Maghreb, de Turquie et d'Asie (Cambodge, Laos et Vietnam).

Depuis les années 2000, les flux migratoires se densifient en France et se diversifient, avec l'arrivée d'une population en provenance d'Afrique subsaharienne et d'Asie, tandis que la migration européenne est facilitée par la libre circulation.

Les mineurs isolés sont donc des personnes issues majoritairement de cette vague de migration en provenance d'Afrique subsaharienne, du Maghreb et d'une partie de l'Asie, n'ayant pas atteint la majorité et résidant seuls sur le territoire français. Désœuvrés par une précarité économique, une absence de perspective et à la recherche d'un *Eldorado*, ils fuient le manque d'espoir et l'incapacité de se projeter dans un avenir.

D'abord dénommés *mineurs étrangers isolés* (MEI), puis *mineurs isolés étrangers* (MIE) et ensuite *mineurs isolés*, la préconisation actuelle émanant de l'Europe est

---

[1] Office national de l'immigration, créé en novembre 1945.

mineurs non accompagnés (MNA). Pour des raisons de clarté, nous optons dans cet ouvrage pour le terme de *mineurs isolés*.

Etant reconnus mineurs, ils bénéficient de la protection de l'Etat français. L'organisation de cette protection s'est progressivement construite sur le territoire français après les années 1990, date à laquelle la France a ratifié la Convention internationale des droits de l'enfant (CIDE).

En France, les mineurs isolés sont accompagnés par l'Aide sociale à l'enfance. Antérieurement la DDASS (Direction départementale des affaires sanitaires et sociales), administration d'état déconcentrée aux directions départementales, avait pour mission de protéger les enfants dont les parents étaient en difficulté pour assumer leur rôle auprès d'eux. A la faveur des lois de décentralisation dans les années 80, les Départements se sont vu attribuer la compétence de l'aide sociale sur leur territoire. L'Aide sociale à l'enfance remplace alors la DDASS.

Ainsi, c'est à l'ASE que les mineurs isolés sont accompagnés au même titre que tout autre enfant nécessitant une protection sur le territoire français. Cependant, du fait de leur isolement et de leur extranéité, s'ils bénéficient légalement et officiellement des mêmes droits que n'importe quel autre enfant français à protéger sur le territoire national, ils constituent dans les faits une entité spécifique – *à part* – de l'Aide sociale à l'enfance, très inégalement constituée et organisée en fonction principalement des orientations politiques des différents Départements.

Comme en atteste l'existence même de la CIDE, ratifiée par la France en 1990, les enfants disposent de droits spécifiques, du fait même de leur minorité. La CIDE consacre en ce sens, le principe d'*intérêt supérieur* de l'enfant en son article 3, alinéa 1, qui prévoit que toutes les décisions prises concernant un enfant doivent lui être subordonnées : « Dans toutes les décisions qui concernent les enfants, qu'elles soient le fait des institutions publiques ou privées de protection sociale, des tribunaux, des autorités administratives ou des organes législatifs, l'intérêt supérieur de l'enfant doit être une considération primordiale[1] ».

Bien qu'elles soient d'apparence générale et indéterminée, les obligations liées à ce principe d'intérêt *supérieur* de l'enfant sont pour autant déterminantes sur la différence de statut des personnes étrangères résidant sur le territoire français, en fonction de leur minorité ou de leur majorité.

Par ailleurs, le statut d'un mineur étranger diffère selon qu'il est accompagné ou non de ses parents lorsqu'il réside sur le territoire français. Ainsi, l'article 20 de la CIDE vise à protéger spécifiquement l'enfant privé de son milieu familial et l'Etat doit assurer sa protection : « Tout enfant temporairement ou définitivement privé de son milieu familial, ou qui dans son propre intérêt ne peut être laissé dans ce milieu, a droit à une protection et une aide spéciale de l'Etat y compris les enfants demandeurs d'asile, réfugiés ou migrants, sans considération de leur nationalité, de leur statut au regard de l'immigration ou de leur apatridie[2] ».

Les mineurs isolés ont donc des droits spécifiques qui résultent de leur statut de *minorité*, *d'extranéité* et d'*isolement*.

L'arrêté du 17 novembre 2017 définit l'isolement par l'absence de personne majeure légalement responsable du mineur ou l'absence de personne le prenant effectivement

---

[1] CIDE - article 3.

[2] CIDE - article 20.

en charge ou montrant sa volonté de se voir durablement confier l'enfant[1].

La minorité ayant pour corolaire l'incapacité juridique, tout mineur arrivant sur le territoire français, sans personne majeure juridiquement responsable de lui, doit toutefois prouver cette situation d'isolement qui n'est établie qu'après un processus d'évaluation agrégé autour du récit migratoire de l'enfant. De la même manière, si aucun document d'identité n'est remis par l'enfant à son arrivée, sa minorité sera évaluée dans le cadre de l'analyse de ce récit migratoire. Nous pouvons d'ores et déjà souligner la place prépondérante du récit, dans le parcours institutionnel de ces enfants.

Une fois l'isolement et la minorité établis par ce dispositif d'évaluation et de « mise à l'abri » (d'une durée théorique de 5 jours), tel que prévu par la loi de 2016 sur la protection de l'enfance[2], les mineurs isolés sont confiés au président du Conseil départemental, par le juge des enfants[3].

Etant privés de représentants légaux sur le territoire, dans la majorité des situations, le juge des enfants se dessaisit au profit du juge des tutelles[4]. La tutelle est alors exercée par le président du Conseil départemental où l'enfant a été confié.

Légalement, l'accompagnement s'étend dans un cadre judiciaire durant toute leur minorité et, de façon contractuelle, de 18 à 21 ans maximum. Durant ce laps de temps, il s'agit : d'accueillir, offrir un accès aux soins, à

[1] Arrêté du 17 novembre 2016 pris en application du décret n° 2016-840 du 24 juin 2016 relatif aux modalités de l'évaluation des mineurs privés temporairement ou définitivement de la protection de leur famille.

[2] LOI n° 2016-297 du 14 mars 2016 relative à la protection de l'enfant (1).

[3] Articles 375, 375-3 et 375-5 - Code civil.

[4] Article 373 - Code civil.

l'éducation et accompagner les mineurs dans leurs démarches de régularisation administrative auprès de la préfecture, pour organiser les conditions d'une vie future en France. Car si la minorité assure à l'enfant un accueil inconditionnel sur le territoire français, la protection de l'ASE ne garantit pas pour autant la régularisation future du séjour sur le sol français.

Pour pouvoir résider sur le sol français, sans être sous le coup d'une obligation de quitter le territoire[1] (OQTF), les majeurs étrangers devront obligatoirement passer par une procédure de demande de droit au séjour, auprès de la préfecture. Ce droit au séjour peut être demandé au titre de l'admission au séjour[2] (demande d'asile politique ou de nationalité française) ou au titre de la régularisation du séjour[3]. Concernant les mineurs isolés sur le territoire français, l'accueil, au titre de l'ASE, peut avoir un impact facilitant sur la demande d'admission et de régularisation au séjour. Toutefois, l'octroi de la nationalité est corrélé aux accords binationaux existants entre le pays d'origine de l'enfant et à la durée de séjour en France. Concernant la demande de régularisation, elle peut être formulée au titre de la vie privée ou familiale ou du travail. Selon le statut demandé, la régularisation sera subordonnée à des critères tels que l'âge d'arrivée sur le territoire, l'obtention d'un titre professionnel, l'obligation de formation ou de scolarité[4].

Pour autant, si les mineurs isolés étrangers bénéficient d'un régime de protection lié à leur minorité, ce statut disparaît au moment du passage à la majorité. Le paradigme

---

[1] Articles L511-1 à L514-1 - Code de l'entrée du séjour des étrangers et du droit d'asile.
[2] Articles L435-1 à L435-3 - Code de l'entrée et du séjour des étrangers et du droit d'asile.
[3] *Ibid.*
[4] *Dalloz action Droit de la famille* - Dalloz.

qui sous-tend leur statut d'exilé n'est alors plus le même : autrefois *protégés*, ils sont désormais *exposés*. Le passage de la minorité à la majorité leur fait perdre le statut relatif à leur condition d'enfant, qui leur assure un accueil inconditionnel sur le territoire. Par conséquent, même s'ils bénéficient des mêmes protections que les enfants français lorsqu'ils sont accompagnés au titre de la protection de l'enfance, leur accompagnement est contraint et orienté par les critères liés à la régularisation. Ces critères, notamment celui de formation, structurent l'accompagnement social.

Concernant le droit à la santé, tant qu'ils sont accompagnés dans le cadre de la protection de l'enfance, les mineurs isolés bénéficient des mêmes droits que les autres enfants français, conformément à l'article 24 paragraphe 1 de la CIDE.

Les mineurs isolés accueillis sur notre territoire sont en majeure partie issus d'Afrique subsaharienne (essentiellement Côte d'Ivoire et Guinée), du Maghreb (majoritairement Tunisie et Algérie) et d'Asie (Pakistan ou Afghanistan).

Les recueils de récits migratoires, mais aussi les connaissances des enjeux politiques, des tensions et corruptions agrégées autour de l'exploitation de ces migrations, font état de parcours migratoires bien souvent d'une extrême violence[1] : passage par des camps de détention en Lybie, maltraitances infligées par les passeurs, traite humaine, traversée de la méditerranée dans des zodiacs surchargés, naufrages. Tout autant d'évènements au cours desquels ils peuvent être victimes ou témoins de meurtre, de mort violente, de viol, d'incarcération, de mise en esclavage, d'acte de torture…

Par conséquent, au regard de la dangerosité de leur parcours migratoire, de leur minorité et de leur isolement,

---

[1] *Mineurs non accompagnés : quels besoins et quelles réponses ?* - Observatoire National de la Protection de l'Enfance - ONPE.

il est une évidence que les mineurs isolés sont plus à risque de développer un psychotraumatisme. C'est ce que semble indiquer le rapport du défenseur des droits (2022)[1]. En effet, il consacre dans ce rapport un chapitre à la santé des mineurs isolés, dans lequel il insiste sur la nécessité de prendre en compte le « stress post-traumatique » les concernant et recommande aux Départements de « renforcer la formation des équipes en charge des évaluations et du suivi des mineurs non accompagnés, à l'appréhension des troubles psychiques et au repérage des symptômes de stress post-traumatique[2] ». Cette préconisation semble indiquer que ce syndrome serait sous-évalué et qu'il serait nécessaire de renforcer le principe d'égal accès aux soins pour ces mineurs, sous l'égide d'un paradigme de protection.

Dans ce sens, le Défenseur des droits rappelle que « tout mineur non accompagné migrant, doit être avant tout traité comme un enfant, une personne *vulnérable*, quel que soit son statut migratoire ou celui de ses parents ou tuteurs[3] ». En soulignant le caractère de vulnérabilité et d'égalité de ces enfants devant la loi française, il met en exergue un paradigme de protection qui sous-tend les actions à mener auprès de ces enfants.

Par conséquent, l'accompagnement vers le soin du psychotraumatisme des mineurs isolés nourrit l'esprit de protection des droits fondamentaux de l'enfant et apparaît comme un enjeu essentiel de leur accompagnement.

Mais tout accompagnement d'un mineur isolé repose sur un paradigme d'autonomie : le sens de l'accompagnement

---

[1] DEFENSEUR DES DROITS, *Rapport - Les mineurs non accompagnés au regard du droit.*

[2] *Ibid.*

[3] Organisation des Nations UNIES (ONU), COMITE DES DROITS DE L'ENFANT (CRC), *Observation générale n° 14 relative au droit de l'enfant de voir son intérêt supérieur pris en compte en tant que considération primordiale*, 2013. Nous soulignons.

est de lui permettre d'accéder à une autonomie fonctionnelle, financière, administrative et affective incluant la capacité d'être seul mais aussi celle de créer des liens avec autrui.

L'accompagnement d'un mineur isolé à l'ASE repose donc sur un juste équilibre de protection de la vulnérabilité et de promotion de l'autonomie, en dépit de ses vulnérabilités. D'autant que le temps de l'accompagnement est contraint, rythmé par les impératifs administratifs.

De surcroît, nous allons voir que les effets d'un psychotraumatisme peuvent entraver et ralentir l'accès à l'autonomie. Son traitement apparaît donc comme essentiel. Ceci implique en premier lieu de le détecter et en second lieu d'orienter le jeune vers un parcours de soins approprié.

1.2 Histoire de la notion de psychotraumatisme.

Le psychotraumatisme peut poser en soi un problème de demande de soin, en raison de la difficulté à se confronter à un vécu que l'on voudrait oublier, mais surtout, en raison des mécanismes de défense qu'il contient : la dissociation, l'amnésie traumatique et la rupture de la chronicité du récit en sont des exemples. Par ailleurs, les traumatismes subis sur les routes de l'exil impliquent la plupart du temps des agressions humaines et impactent par là-même la possibilité de faire confiance à autrui, de s'en remettre à l'Autre dans une relation d'aide.

Donc, se surajoute au risque de sous évaluer le psychotraumatisme des mineurs isolés, celui d'être exposé à une difficulté de demande de soin, en raison des spécificités de ce trouble psychique.

Par ailleurs, les différentes représentations culturelles du psychologue, de la psychiatrie et des troubles mentaux peuvent orienter négativement les propositions de soin du psychotraumatisme. La honte ou la volonté de ne pas exposer autrui au récit d'une violence extrême peuvent également constituer des freins considérables en matière d'accès aux soins.

La notion de psychotraumatisme fait l'objet de dénominations diverses. Selon les orientations théoriques, il est fait mention de psychotraumatisme, de PTSD (post-traumatic stress disorder) ou en français, trouble de stress post-traumatique. Ces différents termes – bien qu'étant fondés sur des socles théoriques divergents dans leur approche – font état d'une symptomatologie convergeant vers des troubles de l'humeur et de la cognition, des symptômes d'intrusion, des conduites d'évitement et un état dissociatif.

Historiquement, ce sont les catastrophes ferroviaires, à partir des années 1860, qui ont donné naissance aux premiers travaux sur le psychotraumatisme, bien que le mot n'existait pas encore. La question qui se posait alors aux experts chirurgiens, diligentés par les compagnies d'assurance en charge d'indemniser les victimes, était celle d'une simulation frauduleuse ou d'une véritable pathologie. Les premières hypothèses de l'époque portaient sur le rôle de la commotion causée par la violence du choc se diffusant à la moelle épinière et ensuite au cerveau, où se développaient les troubles observés. On parlait alors de *Railway spine*. Toutefois, face au constat que des troubles identiques survenaient même en l'absence de choc physique, les chirurgiens formulent une hypothèse de composante émotionnelle.

Dans les années 1880, les neurologues se saisissent du phénomène. On parle de *Railway brain* et l'origine des symptômes se déplace de la moelle épinière vers le cerveau. Parallèlement, ce sont les prémices en Europe des travaux sur l'hystérie et la névrose. Ils vont se substituer aux travaux sur le *Railway spine* et le *Railway brain*. Le débat se cristallise autour d'une question : existe-t-il un terrain psychique favorable au déploiement d'une pathologie psychique suite à une situation de choc, ou le choc lui-même est-il à l'origine des symptômes ? Deux figures s'opposent : Charcot en France et Oppenheim, en Allemagne. Charcot exclut la notion de névrose et nomme « diathèse[1] » le terrain psychique *favorable* au développement de ce qu'il nomme « hystéro-traumatisme[2] ». Oppenheim, en Allemagne, établit l'hypothèse d'une « névrose traumatique » pour laquelle c'est le choc psychologique qui est à l'origine de la pathologie. Progressivement, la notion d'hystérie gagne du terrain avec Charcot et ses travaux à la Salpêtrière. La notion de névrose traumatique tombe dans l'oubli.

Cette *préhistoire* du psychotraumatisme ouvre la voie aux deux disciplines qui s'empareront de cette question : la psychanalyse et la psychiatrie.

Il faudra attendre les travaux de Freud (élève de Charcot) au début de 20e siècle, pour voir apparaître le terme d'inconscient et la première modélisation du psychisme humain. Dans un premier temps, Freud fait l'hypothèse que l'hystérie de l'adulte serait réactionnelle (dans l'après coup), à une agression sexuelle subie dans l'enfance et

---

[1] « La diathèse c'est quelque chose qui n'est pas la maladie, mais qui donne la maladie[...]qui a quelque chose à voir avec l'hérédité. » PIGNOL Pascal et HIRSCHELMANN-AMBROSI Astrid, « La querelle des névroses : les névroses traumatiques de H. Oppenheim contre l'hystéro-traumatisme de J.-M. Charcot », *L'information psychiatrique*, n° 6, vol. 90, 2014, p. 427-437.

[2] *Ibid.*

refoulée dans l'inconscient[1]. Il abandonne rapidement cette hypothèse, considérant que le nombre d'agressions sexuelles ne peut pas être aussi massif que le nombre de témoignages reçus, et lui substitue une origine fantasmatique[2]. De fait, ce n'est qu'en 1920, que Freud dégage une première définition du psychotraumatisme dans *Au-delà du principe de plaisir* : « Nous appelons traumatiques les excitations extérieures assez fortes pour rompre la barrière représentée par le moyen de protection. Je crois qu'il n'est guère possible de définir le traumatisme autrement que par ses rapports, ainsi compris, avec un moyen de défense, jadis efficace, contre les excitations[3] ».

Freud développe l'idée selon laquelle le psychisme, du sujet soumis à un psychotraumatisme, n'est plus en mesure de jouer son rôle protecteur contre la violence du réel. De surcroît, la charge d'excitation pulsionnelle générée par cette violence est trop élevée pour être assimilée par le psychisme. Il poursuit : « Comme il n'est plus possible d'empêcher l'envahissement de l'appareil psychique par de grandes quantités d'excitations, il ne reste à l'organisme qu'une issue : s'efforcer de se rendre maître de ces excitations, d'obtenir leur immobilisation psychique d'abord, leur décharge progressive ensuite[4] ».

---

[1] FREUD Sigmund et BREUER Josef, *Études sur l'hystérie*, 15e édition., Presses universitaires de France, Paris, coll. « Bibliothèque de psychanalyse », 2002.
[2] FREUD Sigmund, « Lettre à Wilhelm Fliess », *Libres cahiers pour la psychanalyse*, n° 2, vol. 6, 2002, p. 11-14 : « Je ne crois plus en mes *neurotica* [...]La surprise de voir que dans l'ensemble des cas il fallait incriminer le *père* comme pervers, sans exclure le mien, le constat de la fréquence inattendue de l'hystérie, où chaque fois cette même condition se trouve maintenue, alors qu'une telle extension de la perversion à l'égard des enfants est quand même peu vraisemblable. »
[3] FREUD Sigmund, *Au-delà du principe de plaisir*, Presses universitaires de France, Paris, coll. « Quadrige », 2017.
[4] *Ibid.*

Face à cet envahissement pulsionnel qui ne peut pas être assimilé, le psychisme se fige, ce qui peut être compris comme un état de sidération, et les contenus pulsionnels violents ne sont pas intégrés par le psychisme. Ils seront ensuite progressivement déchargés par l'organisme, sous une forme symptomatique variée.

Concomitamment aux travaux de Freud, des manifestations similaires sont observées chez les soldats durant les guerres du 20e siècle (notamment la guerre Russo-japonaise et la 1ère Guerre mondiale). La notion de névrose regagne du terrain et on parle alors de « névroses de guerre[1] ».

Au moment de la guerre du Vietnam, suite aux symptômes des soldats traumatisés par les combats, retrouvés dans des états de sidération et de reviviscences traumatiques, le « post Vietnam syndrome[2] » fait son apparition et ensuite, sous la pression des psychiatres s'occupant des Vétérans du Vietnam, le PTSD entre dans le DSM III (en 1980), puis dans la CIM 10 (en 1992)[3].

La notion de *stress* post traumatique fait également son apparition. Louis Crocq[4] nous invite à distinguer la notion de *stress aigu*, qui résulte d'une réaction « normale » de l'organisme à une situation « anormale » de danger et celle de *stress dépassé*, qui fait référence à une chronicité des troubles.

En situation de stress aigu, les hormones telles que le cortisol et la noradrénaline sont libérées en grande quantité. Elles ont pour fonction de permettre à l'individu d'avoir des capacités mentales et physiques décuplées, pour être apte à

---

[1] CROCQ Louis, *Les traumatismes psychiques de guerre*, Odile Jacob., 1999.

[2] *Ibid.*

[3] Le DSM est le manuel diagnostique et statistique des troubles mentaux et la CIM, la classification internationale des maladies mentales.

[4] CROCQ Louis, *Les traumatismes psychiques de guerre*, *op. cit.*, 1999.

réagir face au danger (l'hyper vigilance et l'augmentation de l'afflux sanguin en sont des exemples). Ces hormones retrouvent un fonctionnement ordinaire lorsque la situation de danger est écartée. Mais si ces hormones sont activées en trop grande quantité, de façon chronique par l'organisme (stress dépassé), le traumatisme s'installe et affecte la vie de l'individu à long terme.

A l'heure actuelle, le DSM (5ème version) reste l'ouvrage de référence en psychiatrie pour diagnostiquer le « trouble de stress post-traumatique[1] ». Il en liste les critères tels que l'exposition directe ou en tant que témoin à un évènement traumatisant (menace de mort, blessure grave, violence sexuelle…), la présence de symptômes d'intrusion (souvenirs répétitifs, involontaires, cauchemars, réaction dissociative…) et d'attitudes d'évitement des stimuli rappelant l'évènement. Une altération des cognitions et de l'humeur ainsi qu'une réactivité (irritabilité, hypervigilance, problèmes de concentration…). Enfin, il mentionne la présence d'états dissociatifs (dépersonnalisation : sentiment d'être détaché de son corps/déréalisation : sentiment que l'environnement n'est pas réel). Du point de vue de ce manuel, les critères doivent être présents depuis plus d'un mois et entraîner une perturbation de la sphère sociale et/ou professionnelle.

Nous retiendrons, comme définition du psychotraumatisme, celle indiquée par Roussillon et fondée à partir de la définition freudienne : « Il y a traumatisme lorsqu'un sujet est confronté à un *excès d'excitation* qui déborde ses capacités à endurer et à lier la situation qui se présente à lui, cette excitation produit une *effraction* psychique étendue qui est à l'origine d'une *douleur*

---

[1] AMERICAN PSYCHIATRIC ASSOCIATION, *DSM-5®: manuel diagnostique et statistique des troubles mentaux*, 5e édition., Elsevier Masson, Issy-les-Moulineaux, 2015.

psychique. C'est l'effraction psychique par l'excitation qui, comme on le voit, est caractéristique du trauma[1] ».

Cette définition claire et concise du psychotraumatisme retient notre attention, car elle souligne les effets sur lesquels nous allons concentrer notre réflexion dont notamment, « l'excès d'excitation », qui renvoie à une surcharge pulsionnelle et « l'effraction psychique », qui caractérise la violence avec laquelle le réel pénètre de force, le psychisme du sujet.

Nous verrons par ailleurs de quelle manière le psychotraumatisme est susceptible d'affecter le rapport au temps et à autrui, ainsi que la capacité à verbaliser ses affects. Nous en analyserons ensuite les implications sur la relation d'accompagnement vers le soin, afin d'alimenter notre conception de l'éthique relationnelle à l'Aide sociale à l'enfance.

1.3 Le droit à la protection de la santé et la liberté de refuser les soins.

Si les mineurs isolés sont plus à risque de développer un psychotraumatisme, ils n'adhèrent pas nécessairement aux orientations vers le soin. Il arrive qu'ils préfèrent se soigner eux-mêmes ou qu'ils souhaitent éviter de s'y confronter.

Comment agir face à ce refus de soin ? Comment répondre à notre devoir de protection ? Faut-il renoncer aux soins, au nom du respect de l'autonomie ou faut-il contraindre aux soins, au nom de la protection de personnes vulnérables ? C'est un réel défi éthique auquel sont confrontés les travailleurs sociaux de l'ASE.

---

[1] ROUSSILLON René, « Jalons et repères de la théorie psychanalytique du traumatisme psychique », *revue belge de psychanalyse*, n° 40, 2002, p.25-42. L'auteur souligne.

Le soin, en tant qu'acte thérapeutique visant la santé pose au plan légal, tout autant la question du droit à la protection de la santé (article 1110-1 CSP), que celle de la liberté de refuser les soins (article L1111-4 CSP).

Au plan international, la constitution de l'OMS adoptée en 1946 proclame que : « La possession du meilleur état de santé qu'il est capable d'atteindre constitue l'un des droits fondamentaux de tout être humain, quelles que soient sa race, sa religion, ses opinions politiques, sa condition économique ou sociale ».

En 1948, l'article 25, paragraphe 1 de la DUDH pose les bases du cadre juridique du droit à la santé et précise que « toute personne a droit à un niveau de vie suffisant pour assurer sa santé ».

Du point de vue de la CEDH, les Etats doivent garantir de ne pas porter atteinte à la santé des populations, mettre en œuvre cette santé et permettre l'accès aux soins[1]. Il s'agit donc d'un droit fortement protégé sans pour autant s'agir d'une obligation positive, ni « d'un droit individuel à vivre en bonne santé qui autoriserait chacun à s'en prévaloir et, le cas échéant, à exiger réparation dans tous les cas où la jouissance de ce droit serait perturbée[2] ».

Au niveau national, si le droit *à* la santé[3] ne figure pas en tant que tel dans les textes, le droit à la *protection* de la santé

---

[1] Le droit à la santé n'est pas explicitement protégé par la Convention EDH, mais par la jurisprudence relative à l'article 8 (CEDH, 13 nov. 2012, n°47039/11 et 358/12, Hristozov et autres c. Bulgarie) et à l'article 2 (CEDH, 17 juill. 2014, Gr Ch., n°47848/08, Centre de ressources juridiques au nom de Valentin Câmpeanu c. Roumanie).

[2] Le Conseil D'ÉTAT, *Réflexions sur l'intérêt général* - Rapport public 1999.

[3] Le Conseil d'Etat a eu l'opportunité de préciser les implications de la distinction entre le droit à la *protection* de la santé et ce que serait un droit *à* la santé, dans une ordonnance du 8 septembre 2005 : *Conseil*

est un principe à valeur constitutionnelle en vertu de l'alinéa 11 du préambule de la Constitution de 1946, qui « garantit à tous, notamment à l'enfant, à la mère et au vieux travailleur, la protection de la santé ». Ce droit est en outre reconnu comme un droit fondamental de la personne humaine par la loi du 4 mars 2002[1]. Il est codifié à l'article L. 1110-1 du Code de la santé publique et recouvre le principe d'égal accès aux soins pour tous, de continuité des soins, de prévention ainsi que le droit à la sécurité sanitaire.

Le droit à l'égal accès aux soins fait partie intégrante du droit à la protection de la santé. Fondé sur un principe d'égalité, il renvoie au principe de protection des personnes les plus vulnérables, selon un modèle de justice sociale. Il vise l'accès aux soins de tous, y compris les personnes les plus démunies. A ce titre, il est notamment complété par l'article L. 1110-3, qui organise la répression du refus de soin illégitime par tout professionnel de santé.

Par ailleurs, cette loi du 04 mars 2002 contient également le droit, *pour l'usager*, de refuser les soins en son article L. 1111-4. Par conséquent, le consentement de la personne est un préalable aux soins. Ce principe est fondé sur un paradigme d'autonomie de la personne dans les soins et lui assure le respect de sa dignité. Concernant les personnes mineures, ce consentement doit « systématiquement être recherché », s'il est apte à exprimer sa volonté et à participer à la décision. Cependant, si sa santé est en danger et qu'il s'oppose aux soins, la décision finale appartient à son représentant légal.

La loi relative à la protection de la santé repose donc sur un double paradigme de *protection* de la santé et

d'Etat, Juge des référés, du 8 septembre 2005, 284803, publié au recueil Lebon.

[1] MOQUET-ANGER Marie-Laure, *Droit hospitalier*, 6e édition., LGDJ, un savoir-faire de Lextenso, Paris La Défense, coll. « Manuel », 2021.

d'*autonomie* dans les soins, tous deux nourris par le principe de respect de la dignité humaine.

Comment ces paradigmes de protection et d'autonomie s'appliquent et s'articulent, dans des situations concrètes d'accompagnement vers le soin psychique de personnes vulnérables ? Autrement dit, la vulnérabilité de la personne a-t-elle un impact sur l'articulation de ces paradigmes de protection et d'autonomie ?

Qu'en est-il de l'accompagnement vers le soin du psychotraumatisme pour les mineurs isolés, notamment lorsqu'ils refusent cette orientation ?

Nous avons vu que l'extranéité des mineurs isolés impacte fortement et oriente le contenu de l'accompagnement social les menant vers un processus d'autonomisation. Le temps qui couvre leur accompagnement – s'étalant le plus souvent de l'âge de 14 à 21 ans – est contraint par les objectifs à remplir dans le cadre de la demande de régularisation.

La régularisation du séjour est la pierre angulaire de l'accès à l'autonomie pour les mineurs isolés. Sans cela, ils basculent dans la clandestinité le dernier jour de leur 18 ans (légalement, date limite du dépôt de dossier à la préfecture)[1]. Cet impératif impose un rythme aux mineurs et jeunes majeurs isolés, qui ne tient pas nécessairement compte d'un temps plus subjectif que celui de l'administration.

Ce temps est pourtant fondamental pour inscrire le sujet dans le rapport à autrui, et ce d'autant plus lorsqu'il a vécu un parcours traumatisant, qu'il est mineur, seul et en situation d'exil, dans un pays qu'il ne connaît pas et dont il ne parle pas nécessairement la langue. Nonobstant ces facteurs de risques susceptibles de générer une grande

[1] Articles R431-4 à R431-8 - Code de l'entrée et du séjour des étrangers et du droit d'asile.

vulnérabilité, le processus d'accès à la régularisation au séjour se prépare dès la minorité et peut absorber à lui seul, les autres dimensions de l'accompagnement.

Du fait de la violence du parcours migratoire, de leur minorité et de leur situation d'isolement, les mineurs isolés sont identifiés comme étant plus à risque de développer un psychotraumatisme.

Nous allons voir que le psychotraumatisme est susceptible, par les effets qu'il suscite chez la personne qui en souffre, d'impacter le rapport au temps, au corps et à autrui. Ces effets se traduisent dans la relation d'accompagnement vers les soins du psychotraumatisme et peuvent faire entrave à l'acceptation de ces soins.

Pour les jeunes majeurs, refuser les soins est un droit qui repose sur un paradigme d'autonomie fondé sur un principe de respect de la dignité humaine. Les mineurs et jeunes majeurs isolés, accompagnés dans le cadre de l'ASE, sont âgés pour la plupart de 14 ans à 21 ans. Ce droit de refus de soin pour les jeunes majeurs est donc plein et entier. Concernant les mineurs, le consentement doit être systématiquement recherché et l'ASE a le devoir de veiller à la sécurité et à la santé du mineur ou jeune majeur, y compris sa santé psychique. Mais si le refus persiste, la contrainte aux soins psychiques est-elle envisageable et constitue-t-elle une réponse satisfaisante, au regard du respect de la dignité humaine ?

Comment accompagner les mineurs isolés vers les soins du psychotraumatisme alors-même qu'ils refusent ces soins et qu'ils ne relèvent pas pour autant, du cadre contraignant des soins psychiatriques sous contrainte ? Quelle posture éthique permettrait de résoudre cette aporie ? L'enjeu de cette question consiste à se demander comment assurer leur protection, comment prendre soin d'eux, *sans porter atteinte à leur dignité*.

CHAPITRE 2

Le temps de l'effraction.

Si nous devions tracer une chronologie du psychotraumatisme, nous placerions à la première extrémité l'effraction traumatique et à la dernière, sa résolution. Le *temps de l'effraction* fait donc référence au premier temps du psychotraumatisme.

Nous allons voir que le psychotraumatisme impacte le rapport subjectif au temps, au corps et à autrui. Il affecte par conséquent la relation aux soins et à autrui. Nous proposons de théoriser une éthique de la relation d'accompagnement, en nous appuyant sur les apports théoriques de Levinas, Ricœur, Arendt, Winnicott et Derrida, mis en perspective avec les témoignages de Julie, Béatrice et Françoise, toutes trois éducatrices dans un service de l'Aide sociale à l'enfance, et chargées spécifiquement d'accompagner des mineurs isolés.

2.1 Le psychotraumatisme, le temps et la relation.

La question du temps entoure la mesure d'accompagnement des mineurs isolés à l'ASE. En effet, l'accès au système de protection de l'ASE repose sur la reconnaissance de la minorité et de l'isolement de l'enfant.

L'obtention de ce statut protecteur est corrélée à l'intérêt supérieur de l'enfant[1] et ne garantit pas une régularisation du séjour sur le sol français, une fois majeur. Par conséquent, les mesures d'accompagnement des mineurs et jeunes majeurs isolés sont contraintes et fortement orientées

[1] CIDE - article 3.

par les obligations liées à l'obtention d'un statut permettant de résider sur le territoire français, après la majorité. Par exemple, l'obtention d'une régularisation exceptionnelle au séjour au titre du travail est conditionnée à l'obligation de justifier de six mois de formation qualifiante « accomplie de façon réelle et sérieuse[1] ». Ainsi, le temps d'accompagnement d'un mineur isolé au titre de l'ASE est presqu'entièrement consacré à cet objectif, nécessitant le préalable pour bon nombre d'entre eux d'apprentissage de la langue française, de la lecture et de l'écriture. Certains mineurs, n'ayant jamais été scolarisés dans leur pays d'origine, devront donc accomplir en un temps très restreint ce que d'autres mettent plusieurs années à construire.

Par conséquent, la notion de temps est relative et ne sera pas appréhendée de la même manière si l'on se positionne du point de vue de l'institution ou de *l'usager* de cette institution.

Du côté du sujet, il s'agit d'un temps vécu qui peut s'appréhender à partir de la notion de durée, telle que Bergson l'a théorisée[2]. Dans sa thèse, Bergson oppose le temps froid de la science au temps psychologique de la conscience, qui s'actualise dans le concept de durée. Il introduit donc, dans ce temps vécu, une corrélation entre temps et altérité en pointant que c'est la relation à autrui qui donne sa texture au temps.

Du point de vue de l'institution, le temps est rythmé par des objectifs à atteindre au cours de la mesure d'accompagnement vers un processus d'autonomisation. Autrement dit, le temps est *compté*. Il n'est pas extensible à l'infini. Et dire du temps qu'il est compté, c'est admettre qu'il s'inscrit dans un ordre *économique*. Comment dès

[1] Article L313-15 - Code de l'entrée et du séjour des étrangers et du droit d'asile.

[2] BERGSON Henri, *Essai sur les données immédiates de la conscience,* Paris, Presse universitaires de France, coll. « Quadrige », 2013.

lors, le temps du sujet rencontre-t-il le temps de l'institution ?

Le temps institutionnel est en partie conditionné par la durée des mesures d'accompagnement des enfants et jeunes majeurs, au titre de la protection de l'enfance. La durée de ces mesures est variable d'un jeune à l'autre, en fonction de son âge d'arrivée sur le territoire français et de son degré d'autonomie après la majorité. Elle se scinde en deux périodes.

La première démarre le jour où l'enfant mineur est accueilli au titre de la protection de l'enfance et prend fin avec l'entrée dans la majorité. Le cadre de l'accompagnement est alors judiciaire, il s'impose à tous.

La seconde période démarre aux 18 ans du jeune et prend fin avec l'accès à l'autonomie ou au plus tard, le jour anniversaire de ses 21 ans. Le cadre de l'accompagnement est alors administratif, contractuel entre le jeune et l'ASE.

S'inscrivant dans un cadre judiciaire, le temps contenu dans la première période n'est pas libre. Il est contraint, notamment par les impératifs liés à la régularisation et par l'accès à la majorité. Les jeunes disposent donc d'un temps restreint pour préparer leur accès à l'autonomie.

Par opposition au cadre judiciaire et à son caractère obligatoire (le juge *ordonne* la mesure de tutelle ou de placement en assistance éducative), le cadre contractuel paraît d'emblée plus libre, chacune des deux parties liées par le contrat pouvant y mettre fin. Cependant, nous allons nous demander si le temps qui s'écoule dans le cadre contractuel n'est pas tout aussi contraint voire plus, que dans un cadre judiciaire. Car en reposant sur un principe contractuel, ce temps *octroyé* est conditionné par la possibilité d'obtenir plus ou moins de temps. Il s'ouvre ou se ferme sous le nouvel auspice de la négociation et se voit régi par un ordre économique.

Afin d'appréhender la notion de temps dans le cadre d'une mesure d'accompagnement de mineur isolé, nous avons demandé à Julie, éducatrice à l'ASE dans un service accompagnant des mineurs isolés[1], si cette notion avait de l'importance au sein de l'accompagnement :

> Oui, [le temps] c'est très important dans l'accompagnement. Pour la confiance, pour la légitimité, pour… c'est des jeunes qui, selon moi, ont vécu majoritairement des choses traumatiques de la part d'adultes. C'est-à-dire que c'est des adultes qui ont commis des violences à leur encontre, que ce soit pendant le parcours migratoire, en Lybie, au Maroc etc… donc, la confiance envers les adultes est extrêmement complexe. Extrêmement complexe. Donc oui, il faut du temps, c'est une certitude.

Julie fait un lien direct entre temps et confiance. Elle place en première importance la nécessité d'introduire le temps dans l'accompagnement du jeune, afin de construire un lien de confiance. Et c'est ce lien de confiance qui permettra ensuite au travailleur social d'exercer en toute « légitimité » auprès du jeune. Ici, Julie ne nomme pas l'institution comme l'entité qui accorde la *légitimité* de son accompagnement, mais le jeune accompagné. Elle introduit donc ainsi un premier questionnement éthique fondé sur la possibilité d'un renversement de l'asymétrie initiale, qui préside toute relation d'aide.

---

[1] Ce service spécialisé coordonne les missions d'accueil, de formation, de soin et d'accompagnement juridique et administratif à mener auprès des mineurs isolés étrangers, accueillis par ailleurs, dans des établissements sociaux (maisons d'enfants à caractère sociale ou résidences habitat jeunes).

Julie pointe ensuite le rapport entre temps et relation à autrui, en mettant en évidence le rapport entre temps et relation de confiance. Ce rapport entre temps et altérité a été conceptualisé par Levinas dans son ouvrage *le temps et l'Autre,* dans lequel il soutient que « le temps n'est pas le fait d'un sujet isolé et seul, mais qu'il est la relation même du sujet avec autrui[1] ».

Pour Levinas, l'expérience éthique au sein de la relation s'ouvre avec la rupture de la solitude de l'existant (c'est-à-dire de l'individu en relation avec le monde) et consiste à admettre la possibilité d'une ouverture à autrui. Mais comment le temps intervient-il dans la rencontre éthique ? Le temps dont parle Julie peut-il être compris, au regard de l'apport de Levinas, comme résultant d'une expérience éthique ?

« [Le temps] c'est très important », nous dit Julie. Autrement dit, pour que la confiance advienne, il semble nécessaire que le temps qui s'écoule soit consacré à la construction d'une relation ouvrant la possibilité d'une rencontre éthique avec autrui. Ainsi elle suppose que cette rencontre ne va pas de soi. Or, dans la perspective levinassienne, l'altérité s'impose au sujet. Il ne peut faire autrement que de se soumettre à la responsabilité de prendre en charge la vulnérabilité d'autrui dictée par l'apparition de son « visage ».

Levinas définit le *visage* comme la nudité émanant d'autrui, qui s'expose, lorsque dans le rapport à l'Autre il se révèle dans son dénuement, sa mortalité et pour ainsi dire, « comme dépouillé de tout "rôle" social[2] ». En

---

[1] LEVINAS Emmanuel, *Le temps et l'autre*, 11e édition., Presses universitaires de France, Paris, coll. « Quadrige », 2014.

[2] LEVINAS Emmanuel, RICŒUR Paul, MOSES Stéphane et CHALIER Catherine, *Répondre d'autrui, Emmanuel Lévinas: autour d'un*

dévoilant sa nudité et toute sa fragilité, le « visage » s'expose à la possibilité du meurtre par autrui. Et en s'exposant ainsi, il dénonce le pouvoir qui peut être exercé sur lui. La « conversion éthique[1] », qui se traduit dans la relation d'aide par le renversement de l'asymétrie initiale, s'opère alors dans un mouvement paradoxal impliquant à la fois la reconnaissance de la vulnérabilité du visage et la récusation de toute possibilité de meurtre.

Mais Julie pointe l'impact du psychotraumatisme sur la capacité à nouer une relation de confiance : Ils « ont vécu majoritairement, des choses traumatiques de la part d'adultes [...] donc la confiance envers les adultes, elle est extrêmement complexe ». Le temps de la relation, décrit ici, semble altéré sous l'effet du traumatisme. Nous le nommons temps de *l'effraction*, en référence à l'effraction du psychisme par le réel *pur*, non symbolisé, de l'évènement traumatique qui brise l'enveloppe protectrice du psychisme. Ce temps – appréhendé à l'aune du rapport à autrui – semble retenir le Moi captif, dans un isolement le confrontant sans cesse au même, en l'excluant de l'altérité. Pour Levinas, le temps de la solitude, sans altérité, est un temps qui n'implique qu'un rapport à soi, au même. C'est un temps suspendu, vide. Et ce n'est qu'au moment où l'éthique déchire la solitude de l'existant et ouvre la relation à autrui, que le temps se remplit de la présence de l'Autre.

Dans la perspective levinassienne, cette absence d'écoulement du temps fige le devenir sujet, le retenant dans un perpétuel présent, qui suspend la possibilité d'un avenir et limite son existence à l'instant même. Les répercussions du psychotraumatisme se manifestent donc

---

entretien avec Emmanuel Lévinas, À la Baconnière, Neuchâtel, coll. « Langages », 1989.

[1] Cf BASTIANI Flora, « Le meurtre: pouvoir possible et impossible », *Totalité et infini: une œuvre de ruptures*, Paris, coll. « SIREL/Actualité de Levinas », 2017.

doublement : menaçant à la fois la possibilité d'une rencontre avec autrui et celle de s'inscrire dans le maillage du temps.

Mais comment l'appréhension du temps peut-elle – au sein d'une relation éducative – restaurer la capacité à faire confiance ? Plus précisément, la rencontre éthique peut-elle permettre de faire advenir la présence de l'Autre et rompre l'isolement d'un Moi captif d'un temps circulaire ?

> Moi je trouve, et ça c'est vraiment subjectif et personnel, que ça s'installe par les actes. C'est-à-dire que je te laisse pas tomber quand ça va plus… même si tu déconnes et que t'as besoin de faire des allers-retours, c'est pas grave ! On reprend ensemble, on re-réfléchit à d'autres choses. C'est de pas lâcher en fait, le jeune, à la première difficulté! C'est démontrer que quoiqu'il arrive, quoiqu'il se passe, on est là. Moi je le vois vraiment comme ça.

« Ça s'installe par les actes ». Selon Julie la confiance, au sein de la relation éducative, se construit par les actes et ne résulte pas d'un strict échange de paroles.

De quelles natures sont les actes auxquels Julie fait référence ? « C'est-à-dire que je te laisse pas tomber quand ça va plus ». Il est ici question de la *permanence* de la présence de l'Autre dans le temps, qui se matérialise par la répétition de la manifestation de sa présence. « On reprend ensemble ». Julie précise ainsi le contenu de son action. Il s'agit de reparler des évènements passés. A l'action s'associe donc la parole.

L'association de la parole et de l'action a précisément été théorisée, par Hannah Arendt, dans *Condition de l'homme moderne*. Selon Arendt, la parole nous fait naître en tant qu'individu, être singulier, conjointement à l'action. La parole et l'action portent en elles la réponse à « qui es-tu ? » et de cette réponse résulte la révélation d'un individu. Si bien que parole et action s'allient conjointement pour faire éclore l'unicité de l'être. Pour Arendt, une parole sans action n'est que bavardage et une action sans langage n'est que gesticulation. « En agissant et en parlant, les hommes montrent qui ils sont[1]. » C'est ce que Arendt appelle « la révélation du qui », par opposition au « ce que » je suis. Selon Arendt, le « qui » nous échappe nécessairement, nous ne pouvons jamais entièrement le dominer. Nous échouons systématiquement à répondre à la question *qui suis-je* ou *qui est-il* ? En ce sens, c'est dans l'association de l'action et du verbe que nous nous dévoilons.

Julie précise un peu plus le contenu de ses actes/paroles : « On re-réfléchit à d'autres choses ». Donc après avoir reparlé du passé, il s'agit de proposer une projection vers l'avenir. Elle révèle ensuite le but contenu dans son action : « démontrer que quoiqu'il arrive, quoiqu'il se passe, on est là ». S'agirait-il donc d'instaurer par une association d'actes et de paroles, la *promesse* d'une présence inconditionnelle ?

Pour Arendt, la faculté à tenir ses promesses constitue un remède qui lutte contre l'imprévisibilité de l'avenir. Elle associe cette faculté à une seconde : celle de pardonner, qui vient en remède à l'irréversibilité de l'action passée. Le pardon se tourne donc vers le passé et la promesse, vers l'avenir. Nous pouvons ici établir un parallèle avec Julie qui compose une action dans laquelle elle cherche à démontrer, par la *permanence* de sa présence, que les actions du passé ne sont pas irréversibles et que la relation éducative peut continuer. Elle propose également une projection dans l'avenir qui permettrait de lutter contre « l'imprévisibilité de l'action ».

---

[1] ARENDT Hannah, « L'action », *Condition de l'homme moderne*, Pocket, Paris, coll. « Agora 24 », 1988.

Nous avons vu que l'accompagnement éducatif d'un mineur isolé démarre toujours par une mesure de protection judiciaire et se poursuit après la majorité par une mesure *contractuelle*. Mais la relation éducative peut-elle être inconditionnelle, notamment lorsqu'elle est contractuelle ?

La notion de contrat déstabilise la nature inconditionnelle de la relation éducative. Par conséquent, en inscrivant ses actes et ses paroles dans le temps, Julie tendrait à démontrer l'inconditionnalité de la relation éducative, mais elle ne peut en faire la promesse. L'enjeu ici ne serait donc pas tant celui de la promesse, que celui d'inscrire la possibilité de la permanence du lien, au sein la relation éducative.

La notion de permanence du lien dans la relation mère-enfant, a été théorisée par Winnicott à partir de l'objet transitionnel[1]. Cet objet transitionnel, qui n'est ni complètement la mère ni complètement extérieur à elle, est investi affectivement par l'enfant. Cet investissement affectif, déplacé sur un objet autre que la mère mais la représentant en son absence, permet la construction de la capacité de représentation. Le petit enfant acquiert progressivement la conviction de l'existence permanente de sa mère et de son affection, qu'il peut se représenter y compris en son absence. L'acquisition de cette conviction permettra ensuite à l'enfant de construire des liens avec autrui. Winnicott met ainsi en évidence la corrélation entre l'alternance de la présence et de l'absence dans le temps et l'acquisition de la permanence du lien à travers une relation de confiance.

Par conséquent, l'éthique relationnelle de l'accompagnement éducatif, décrit ici par Julie, consisterait à soutenir la reconstruction d'une capacité à faire confiance

---

[1] WINNICOTT Donald Woods, *Jeu et réalité: l'espace potentiel*, Gallimard, Paris, coll. « Collection Connaissance de l'inconscient 26 », 1975.

par le maintien de la permanence du lien dans le temps, malgré les contingences de l'existence.

Cependant, nous avons vu que le temps vécu et le temps institutionnel ne répondent pas aux mêmes prérogatives. La question demeurant celle-ci : comment le temps du sujet et le temps institutionnel se rencontrent-ils ? L'institution donne-t-elle le temps ?

> Ça se négocie… pour moi, ça se négocie. C'est-à-dire que, pour des jeunes (là on parle surtout de la question de la majorité, parce que quand ils sont mineur ça se négocie pas, de fait, on se doit de les accompagner, c'est la loi, de les protéger...) mais quand ils sont majeurs, c'est vraiment un gros travail à faire avec l'institution. Enfin, moi personnellement, je sais que je négocie le temps d'accompagner des jeunes très compliqués et de se dire on se laisse le temps de… on lui laisse le temps de…
>
> Moi je suis ok pour que, dans une prise en charge, à un moment donné ça soit vide, parce que le jeune peut plus investir telle ou telle chose, par contre ça se parle […] c'est-à-dire qu'on laisse du vide, mais qui est pas vide.

Sous l'égide d'un principe contractuel, le temps octroyé par l'institution aux jeunes majeurs (sur une période allant des 18 aux 21 ans) n'est pas un temps totalement *gratuit*, inconditionnel. « Ça se négocie » nous dit Julie. L'accès à la majorité fragilise la notion de temps dans la relation éducative. Le temps devient l'objet d'une négociation. L'institution ne *donne* pas le temps.

La notion de don, couplée à celle du temps, a été théorisée par Derrida. Dans *Donner le temps*[1], il met en

---

[1] DERRIDA Jacques, *Donner le temps. 1. La fausse monnaie*, Galilée, Paris, coll. « La Philosophie en effet », 1991.

avant le caractère aporétique du don. Selon lui, pour qu'il y ait don, il ne peut y avoir de réciprocité. Le don ne doit faire l'objet ni d'un échange, ni d'un retour, ni d'une dette. L'intention même de donner, suffisant à se payer en retour, engage le don dans une structure économique qui d'elle-même annule le don, en l'introduisant dans le cercle rituel de la dette. Pour Derrida, « le don est l'impossible. Non pas impossible, mais *l*'impossible[1]. » Il relève en outre que partout où la figure du cercle domine, que ce soit dans le don ou dans l'interprétation métaphysique du temps, le don – comme relation dénuée d'intéressement – est impossible.

L'institution ne *donne* pas le temps, qui à partir des 18 ans du mineur est contractualisé et donc conditionné à l'attente d'un retour, en terme éducatif. Concrètement, cela se matérialise par l'inscription dans un parcours de formation ou dans un projet professionnel qui viendrait attester d'un *retour sur investissement* et ainsi donner une valeur *économique* à ce temps octroyé. Derrida nous rappelle que le terme *économie* fait à la fois référence à la loi (*nomos*) et à la maison, au foyer et au-dedans (*oikos*). Mais outre ces valeurs, l'économie implique l'idée d'échange, de circulation et de retour. Ainsi, elle fait référence au retour – circulaire – au point de départ[2]. Par conséquent, attribuer une valeur économique au temps revient à l'inscrire sous le signe du cercle rituel de la dette.

Comment résoudre l'aporie soulevée par Derrida ? L'aporie demeure tant que la possibilité de sortir de la circularité, du don ou du temps, n'est pas envisagée. Pour Derrida, comme pour Levinas, le temps est circulaire tant que le sujet n'est pas en relation avec autrui, il reste seul avec lui-même. C'est la rencontre de l'altérité qui permet de rompre la circularité du temps et de sortir de la logique de la dette. Donc tant que le temps est abordé sous l'égide

---

[1] *Ibid.* L'auteur souligne.
[2] *Ibid.*

de la figure du cercle, d'un retour à soi, au même, il reste un temps « économique ». Seul le temps de l'altérité est un temps qui transcende l'ordre économique. Il déchire le cercle de la dette. Ainsi, la relation éthique à autrui permettrait la rupture de la circularité du temps et l'ouverture au temps de l'Autre.

Le témoignage de Julie, mis en perspective avec les apports d'Arendt et Winnicott, nous permet de mesurer la pertinence de l'instauration dans la relation éducative de la permanence du lien dans le temps, pour suturer un rapport au temps effracté par le vécu traumatique. Mais cette permanence du lien ne peut s'instaurer qu'à condition d'une relation éducative avec une personne qui soit toujours la même. Cela signifie que dans la relation éthique nous ne sommes pas interchangeables mais au contraire, osons le mot, *irremplaçables*.

En désignant le jeune accompagné comme la personne susceptible d'accorder une légitimité à son intervention éducative, Julie amène la question d'une « conversion éthique[1] », que nous avons traduit par le renversement de l'asymétrie initiale dans la relation d'aide. Nous faisons un parallèle entre ce terme de « légitimité » et la notion d'*élection* mise en évidence dans la relation éthique par Levinas. Cette *élection* procède de la capacité d'une personne à entendre « l'appel » d'autrui, qui lui dévoile son « visage », sa nudité et toute sa vulnérabilité. A l'instant de cette élection, la personne *élue* est bien irremplaçable et se doit de répondre à cet appel.

Lorsque la violence traumatique s'impose au sujet et brise la barrière protectrice de son psychisme, cette effraction semble se répercuter dans le rapport au temps qui

---

[1] BASTIANI Flora, *La conversion éthique: introduction à la philosophie d'Emmanuel Levinas*, l'Harmattan, Paris, coll. « La philosophie en commun », 2012.

demeure un temps suspendu, laissant le Moi captif d'un temps circulaire, qui exclut la présence de l'Autre.

Du point de vue de l'institution le temps est compté, il s'organise autour de l'impératif lié à la situation administrative de ces jeunes. Sans l'intervention de la négociation, ce temps administratif s'écoulerait en toute objectivité, c'est-à-dire de la même manière pour tous les jeunes. Le témoignage de Julie permet de pointer que l'espace de la négociation introduit de la singularité, dans ce temps institutionnel.

Temps institutionnel et temps du sujet sont deux dimensions distinctes, qui ne s'accordent pas nécessairement. « Le temps est fondamental au sein de la relation d'accompagnement », nous dit Julie, qui pointe ainsi le clivage entre l'appréhension du temps à l'aune de l'institution et à l'aune du sujet affecté par un vécu traumatique. Etant chargé de veiller à la mise en place des soins et le cas échéant, d'accompagner le jeune pour qu'il accède aux soins psychiques, le référent ASE remplit une mission de prévention dans le cadre du droit de protection de la santé. L'ASE est, au titre de la prévention et de l'égal accès aux dispositifs de soins, l'un des débiteurs de ce droit[1].

Dans ce contexte, l'enjeu de la relation éthique d'accompagnement vers les soins, tel que Julie nous l'a présenté, est de faire exister le temps du sujet face au temps institutionnel et de faire vivre ainsi sa singularité, pour que puisse éclore son unicité.

Mais le temps n'est pas la seule dimension altérée par le psychotraumatisme. Le corps est lui aussi tributaire de l'effraction psychique imposée par le psychotraumatisme. Dans ce contexte, le rapport au corps propre est bouleversé, engendrant des répercussions sur la relation à autrui.

---

[1] Article L1110-1 - Code de la santé publique.

2.2 Le psychotraumatisme, le corps et la relation.

La perception et la conceptualisation du corps ont connu de nombreuses évolutions dans l'histoire de la philosophie. Dans l'antiquité grecque, les philosophes distinguent le soma (corps), de la psyché (âme). Cette distinction demeure dans la tradition philosophique jusqu'au 17e siècle. A partir de la philosophie cartésienne, cette distinction est remise en cause pour donner naissance à une nouvelle question : comment l'âme et le corps interagissent et s'affectent-ils l'un l'autre ?

Au 20e siècle, la phénoménologie pose la question du corps propre, phénoménal, c'est-à-dire tel qu'il est vécu et tel qu'il se présente à l'autre. Husserl propose d'emprunter la terminologie allemande pour distinguer le corps (Körper) du corps vécu (Lieb). Il met ainsi en évidence que le corps est au centre de l'expérience du rapport au monde. Par les expériences sensorielles qu'il permet de vivre, le corps est ce qui permet d'exprimer sa subjectivité, il fait du sujet un être de *relation* au monde et à autrui.

Pour penser la question du corps, Marc Richir, dans son texte intitulé *Le corps, essai sur l'intériorité*, propose de partir de cette question : « Avons-nous ou sommes-nous un corps ? » pour ensuite la déconstruire et nous inviter à nous extraire de ce dualisme. Car tenter de penser le corps que l'on *a* – que l'on possèderait – dans toute son opacité ; tout en *étant* ce corps – donc sans s'en apercevoir, comme si ce corps était transparent – met en évidence l'impasse dans laquelle ce débat de l'être et l'avoir nous mène.

Pour résoudre cette aporie, Richir nous propose de nous extraire de ce débat binaire de l'être et de l'avoir, pour penser « l'expérience du corps se mouvant entre ces deux pôles ».

Autrement dit, pour qu'il y ait corps, nous ne pouvons uniquement être ce corps sans s'en apercevoir, mais nous devons également avoir conscience d'avoir un corps.

Pour qu'il y ait corps, il faudrait donc à la fois l'être et l'avoir, c'est-à-dire qu'il faudrait se situer au-delà de l'opacité du corps (opacité qui s'incarne dans la limite qu'il nous oppose dans la souffrance physique) et également, au-delà de la transparence d'un corps qui passerait inaperçu. Selon la thèse de Richir, cet *au-delà* ne serait pensable que dans la mesure où il y a dans ce « vivre incarné », quelque chose qui *excède* le corps, qui cherche à se défaire de la limite qu'il nous oppose. Donc ce terme d'« excès » vient pointer qu'il y a là quelque en chose en plus que ce qui est identifié. Le corps serait donc bien irréductible à cette conception binaire de l'être et de l'avoir.

Cet « excès » serait-il ce qui permet au corps d'être en relation avec l'Autre ? En effet, La réflexion de Richir nous permet d'avancer que le corps n'est pas une simple enveloppe hébergeant des émotions. Il est l'expression de l'être même et c'est par son « excès » que nous tentons de saisir son essence.

Avant de développer les problèmes que pose le psychotraumatisme sur le rapport au corps propre et sur la relation à autrui, il convient de distinguer et de préciser les termes de contact, relation et lien. La mise en contact de deux personnes fait référence à un rapport purement visuel, physique, entre deux personnes, n'engageant aucune dimension contractuelle ni aucune charge affective. La relation peut être définie par une mise en rapport de deux personnes n'étant pas engagées sous le régime d'une économie affective mais étant engagées sous un régime d'ordre contractuel. Cependant la notion de relation d'accompagnement ou de soin présuppose un engagement relationnel qui, s'il n'est pas nécessairement d'ordre affectif, amplifie l'intensité du rapport contenu dans la relation purement contractuelle. Cette relation spécifique peut donc être teintée d'affects, sans pour autant en relever exclusivement. Enfin, le terme de lien présuppose sans ambiguïté un registre affectif dont l'intensité déborde la simple mise en relation.

Forts de ces précisions, nous allons nous demander comment le rapport au corps est-il affecté suite à un vécu psychotraumatique ? Comment cet impact se traduit-il dans la relation à autrui et plus spécifiquement, dans la relation d'accompagnement ?

Freud définit le psychotraumatisme par un excès d'excitation qui déborde la capacité du sujet à le métaboliser. Bien que cette notion ait par la suite connu de nombreuses évolutions, notamment en terme de connaissances neurobiologiques, l'expression symptomatique reste relativement stable. Le psychotraumatisme peut être défini comme un *« excès d'excitation »* qui déborde les capacités du sujet à l'endurer et à « lier la situation qui se présente à lui, cette excitation produit une *effraction* psychique étendue qui est à l'origine d'une *douleur* psychique[1] ». C'est l'effraction psychique par l'excitation qui, comme il est précisé ici, est caractéristique du psychotraumatisme. L'effraction du réel dans le monde du sujet fige l'expression du langage, ce réel demeurant insymbolisable.

Les rapports au temps et à autrui sont eux aussi perturbés : le sujet semble retenu captif d'un temps figé, privé de son écoulement et de la présence de l'Autre.

Sans mot pour décrire la substance de l'effraction psychique par un réel inassimilable, le psychisme ne joue plus son rôle protecteur et le corps devient souvent le lieu de l'expression symptomatique. Les manifestations somatiques se révèlent le plus souvent dans les troubles du

---

[1] ROUSSILLON René, « Jalons et repères de la théorie psychanalytique du traumatisme psychique », *op. cit.*, 2002, p.25-42.

sommeil (insomnies / cauchemars), de l'alimentation, les manifestations cutanées et le corps douloureux (maux de ventre ou du thorax).

Le psychotraumatisme semble ne pas se laisser prendre au rets du langage. En ce sens, il pose un problème de demande de soin et notamment, de soins psychiques. Les mécanismes de défense mis en place pour éviter la souffrance psychique nous apparaissent susceptibles d'entraver une éventuelle demande de soin. Il s'agit alors pour le travailleur social, dont le rôle est de mettre en œuvre la protection du jeune et le cas échéant de l'orienter vers les soins, d'être suffisamment attentif dans la relation pour dépister les signaux de ce qui résiste à se manifester par le langage.

Béatrice témoigne des signes qui peuvent éveiller son attention et l'amener à se poser la question d'un psychotraumatisme :

> Le fait de se réveiller la nuit, de faire des cauchemars. Il y a l'alimentation aussi. Certains vont manger très peu, d'autres beaucoup. Souvent, ils ont des maux de ventre. Des crampes, beaucoup. Il y en a beaucoup qui en ont.

Dans un premier temps, Béatrice amène des éléments généraux, une sorte de vue d'ensemble de sa pratique quotidienne. Globalement, pour cette même question, les troubles du sommeil et de l'alimentation reviennent dans tous les entretiens effectués dans le cadre de cet ouvrage. Ce sont des signes repérés comme étant l'expression classique d'un psychotraumatisme. Ils en sont pour ainsi dire la *norme*. Ils font partie des signes listés dans la nosographie du psychotraumatisme et sont de fait, assez facilement repérables comme des signes évocateurs d'un psychotraumatisme.

Puis, au fil de notre entretien, Béatrice précise son récit en décrivant la situation d'un jeune en particulier, Adama, qui a mis plusieurs mois à évoquer un évènement traumatique qu'il a vécu au cours de son parcours migratoire. Elle se remémore les premières rencontres avec lui :

> Il était fermé, enfin… vraiment. Limite, pas dans l'échange. On pourrait presque dire, pas agréable. C'était compliqué de parler, très compliqué. C'était au-delà du fait qu'il était anglophone. C'est un jeune très très éduqué. Je me souviens même que pour son admission, on a fait une heure de route et il a pas décroché un mot ! Alors, moi qui aime bien parler, c'était compliqué. J'étais un peu frustrée quand-même mais bon, tant pis !

A travers la posture, le tonus, l'expression du visage, le corps exprime les émotions du sujet. C'est ainsi que nous pouvons nous positionner dans la relation à autrui et percevoir la joie, la tristesse ou la peur qu'il ressent, qui se traduisent probablement dans cet « excès », dont parle Richir. Prenons l'exemple du nourrisson : alors qu'il ne parle pas encore, il est pourtant en relation avec son entourage. Son expression corporelle lui permet de traduire ses émotions et de créer un lien social avec les personnes qui l'entourent. Ainsi, même en l'absence de langage, nous pourrions dire que le corps est *bavard*.

Adama garde le silence. Mais au-delà de ce silence, il semble vouloir se dérober à la possibilité d'être en relation. « Il était fermé » nous dit Béatrice « pas dans l'échange ». Il semble que ce ne soit pas tant le silence, mais l'absence d'expression de son visage, l'absence de manifestation physique traduisant une intention relationnelle, qui interpelle Béatrice.

Par conséquent, lors de leurs premières rencontres, Adama et Béatrice ne semblent pas en relation. Ils sont physiquement l'un en présence de l'autre, en contact, mais la relation reste à tisser. Cependant, Béatrice ne semble pas se décourager, ni même insister : « Alors, moi qui aime bien parler, c'était compliqué. J'étais un peu frustrée quand-même mais bon, tant pis ! » Elle exprime une certaine frustration qui pour autant ne domine en rien, l'impérieux besoin d'Adama de se soustraire à la relation.

Pour qualifier la relation d'accompagnement ou de soin, les notions d'empathie ou de sollicitude (en référence à Ricœur) sont souvent employées dans le cadre du *care*. Dans *Soi-même comme un autre*, Ricœur définit la sollicitude comme une « spontanéité bienveillante », dans le souci de l'altérité des personnes. Dans la relation éthique, qu'il définit comme la « visée de la vie bonne, avec et pour autrui, dans des institutions justes », la sollicitude se concrétise par une relation symétrique à autrui. Cette symétrie a pour conséquence de rééquilibrer les rapports de puissance dans la relation d'aide ou soin et offre une protection à la version surplombante des *bons sentiments*.

Pour Ricœur, la sollicitude est « intimement liée à l'estime de soi au sein de la visée de la vie bonne[1] ». On pourrait donc en déduire que le fait d'adopter une attitude bienveillante envers autrui aurait des répercussions positives sur l'estime de soi. Cette conceptualisation de la sollicitude présente l'intérêt de mettre la question de la préoccupation pour autrui, au centre de la relation éthique. La symétrie de la relation, défendue par Ricœur, remet en question l'existence d'une asymétrie de la relation préexistante à la relation d'accompagnement, d'aide ou de soin, construite sur le socle d'une attitude qui se voudrait charitable et par la même, surplombante.

---

[1] RICŒUR Paul, *Soi-même comme un autre*, Éditions Points, Paris, coll. « Points Essais 330 », 2015.

Cependant, cette conceptualisation d'une relation symétrique avec autrui nous amène à nous interroger sur la prédominance de la figure du cercle, dans le circuit relationnel de la relation éthique décrite par Ricœur. Nous avons vu que Derrida, dans son texte *Donner le temps*, mettait en évidence que toute intention de donner suffisait à annuler la possibilité même du don, par le fait qu'elle incluait nécessairement le don dans la figure du cercle. Le problème posé par Ricœur dans la sollicitude, réside dans la question de l'intention à l'origine de la sollicitude.

Derrida, comme Levinas, se rejoignent dans l'idée que dès que l'action orientée envers autrui vise un retour à soi, elle entre dans la figure du cercle et referme l'action sur elle-même, sans atteindre la dimension de l'altérité.

Par ailleurs, dans la situation évoquée par Béatrice, une telle symétrie de la relation semble difficilement envisageable, toute intention d'entrer en relation étant systématiquement déjouée par une froideur relationnelle. « Il était fermé » nous dit-elle, « pas agréable ». La présence d'Adama se dérobe à la tentative d'entrer en relation. Non pas qu'il soit antipathique, mais il semble vouloir *s'évader* de la relation, au sens accordé à la notion d'évasion par Levinas. Dans son livre *De l'évasion*, il évoque la souffrance irrémissible de l'être : « le fond de la souffrance est fait d'une impossibilité de l'interrompre et d'un sentiment aigu d'être rivé[1] ». A cette souffrance, il oppose le besoin d'évasion. Ce besoin est sans destination, il n'aspire qu'à sortir de soi-même. Pour Levinas, c'est « l'être-même » que l'évasion fuit et « nullement sa limitation ».

Ce besoin d'évasion fragilise les fondations relationnelles entre Béatrice et Adama. La question qui semble se poser à elle est la suivante : comment entrer en

[1] LEVINAS Emmanuel, *De l'évasion*, Librairie générale française, Paris, coll. « Le Livre de poche Biblio essais », 1998.

relation avec autrui, alors même que l'expression de son corps ne traduit aucune intention relationnelle ?

Cependant, pendant plusieurs mois, Béatrice a continué à aller régulièrement à la rencontre d'Adama, maintenant ainsi le contact avec lui.

> Il faut dire qu'il est arrivé vraiment mal en point, et même physiquement : il avait développé une sorte d'eczéma sur tout le corps. Alors on cherchait… il a fait plein d'analyses ! Impossible de trouver d'où ça venait.

Adama ne parle pas, ou très peu, et ne semble pas exprimer ses émotions. Cependant, il a développé un eczéma sur tout le corps. La présence de cette éruption cutanée alerte Béatrice, qui se préoccupe de l'état de santé d'Adama. Des rendez-vous médicaux sont mis en place pour le soigner. « Il faut dire qu'il est arrivé vraiment mal en point, et même physiquement ». La distance des premiers instants a donc laissé place, par le biais d'une manifestation somatique, à une attention particulière. Cette sollicitude ouvre la perception de Béatrice à la détresse d'Adama. On pourrait dire, dans des termes levinassiens, que le « visage » d'Adama apparaît à Béatrice qui entend son appel.

La manifestation du « visage », c'est-à-dire de la vulnérabilité de l'Autre, se produit au-delà des traits physiques ou de toute manifestation corporelle. Le « visage » émane de la rencontre avec la pauvreté et la nudité de l'autre homme. Ainsi, celui qui est affecté par la manifestation du « visage » d'autrui entre dans l'altérité. Pour Levinas, l'entrée dans l'altérité est un traumatisme, dans le sens où elle s'impose et rompt la tranquillité du sujet, qui voit son égocentrisme brisé par cette altérité[1].

---

[1] BASTIANI Flora, « L'instant du traumatisme », l'Harmattan, Paris, coll. « La philosophie en commun », 2012.

Cependant, à la différence de Ricœur, Levinas ne considère pas que le soi se nourrisse de la relation à l'Autre. L'Autre demeure une énigme, inthématisable (c'est-à-dire irréductible à une compréhension purement intellectuelle). De ce fait, il reste irrémédiablement extérieur au sujet. Autrement dit, l'accueil de cette vulnérabilité ne range pas l'Autre dans le même. La « proximité » avec l'Autre n'est pas « synthèse »[1].

La révélation de cette altérité, qui désarme, entraîne une asymétrie de la relation au sein de laquelle, celui qui est affecté par la présentation du « visage » d'autrui renonce à son pouvoir d'agir sur lui. Affecté par la fragilité de l'Autre, il entend son appel. De la même manière que le visage ne se réduit pas aux traits de l'apparence physique, l'appel de l'Autre n'est pas un fait de langage contenu dans la verbalisation de sa détresse.

Alors que les échanges verbaux semblent réduits à leur plus mince utilité, Béatrice perçoit, entend la détresse d'Adama, dont le corps porte les stigmates d'une souffrance indicible.

Au début de l'accompagnement, Béatrice ne s'avance pas auprès d'Adama autour de l'hypothèse d'un vécu traumatique. Au contraire, elle prend les signes de manifestation corporelle au *pied de la lettre*, en mettant en place des rendez-vous médicaux pour Adama. Cependant, elle s'inquiète de ce que le corps d'Adama manifeste et pressent l'existence d'un psychotraumatisme sous-jacent. Revenons à la définition du psychotraumatisme donnée par Freud dans *Au-delà du principe de plaisir* : « Nous appelons traumatiques les excitations extérieures assez fortes pour rompre la barrière représentée par le moyen de protection. [...] Comme il n'est plus possible d'empêcher l'envahissement de l'appareil psychique par de grandes

---

[1] LEVINAS Emmanuel, RICŒUR Paul, MOSES Stéphane et CHALIER Catherine, *Répondre d'autrui, Emmanuel Lévinas*, *op. cit.*, 1989.

quantités d'excitations, il ne reste à l'organisme qu'une issue : s'efforcer de se rendre maître de ces excitations, d'obtenir leur immobilisation psychique d'abord, leur décharge progressive ensuite[1] ».

« L'immobilisation psychique » des excitations violentes inassimilables dont parle Freud, pourrait être mise en correspondance avec l'instant où le psychisme semble figé dans un temps sans écoulement, vide de la présence d'autrui.

La décharge progressive des pulsions se fait dans un second temps. Dans la mesure où Adama se ferme dans le silence, on peut en déduire que les pulsions intériorisées ne sont pas déchargées dans la structuration d'un récit. En se situant dans une hypothèse psychosomatique, nous pourrions dire que l'eczéma d'Adama est le moyen par lequel il décharge progressivement l'excès pulsionnel accumulé au moment du traumatisme.

Par le biais de l'attention portée à cette éruption cutanée, Béatrice témoigne sa préoccupation à Adama en sollicitant notamment des avis médicaux pour le soigner. Et c'est par le biais de cette préoccupation pour le corps souffrant d'Adama que la rencontre éthique se crée. L'expression somatique d'Adama devient donc finalement, par le biais du symptôme, le point d'ancrage de la rencontre.

C'est dans l'attention qu'elle prête aux symptômes somatiques d'Adama, que Béatrice lui manifeste sa présence. Autrement dit, Béatrice accompagne Adama à partir de *là où il en est*, elle ne lui impose pas de dialoguer. Adama cherche manifestement à se dérober de tout dialogue, mais accepte que la rencontre s'ancre à partir de l'attention portée à son corps. Il s'agit dans un premier temps d'une rencontre essentiellement physique. Dans le cadre de ses missions, Béatrice prend donc acte des symptômes corporels d'Adama et veille à l'effectivité des

---

[1] FREUD Sigmund, *Au-delà du principe de plaisir*, *op. cit.*, 2017.

soins cutanés. Bien qu'elle ait l'intuition qu'une dimension traumatique pourrait être à l'origine des manifestations somatiques d'Adama, elle prend le temps de se préoccuper de ses manifestations corporelles, avant de lui proposer une orientation vers une psychothérapie. Il s'agit ici de ne pas brusquer le temps du sujet et de l'accompagner à partir de ses demandes, tout en veillant à ce que ses besoins primaires soient respectés. Autrement dit, face au besoin d'évasion d'Adama, Béatrice ne cherche pas à établir un dialogue, qui pourrait être vécu comme une intrusion. Cependant, en référence à Levinas, la rencontre éthique se crée par l'apparition du « visage ». Elle ne repose pas sur le discours, mais peut éventuellement sous-tendre son apparition. En outre, le témoignage de Béatrice nous permet de démontrer que le corps n'est pas une simple enveloppe hébergeant des émotions. Il est l'expression même de l'être et c'est par son « excès », que nous tentons de saisir son essence.

Autrement dit, le corps transmet des messages implicites à travers la psychosomatique ou à l'inverse, lorsqu'il n'exprime aucune émotion là où on s'y attendrait, à l'instar d'un épisode dissociatif.

Comment une personne, bien au-delà de la verbalisation de sa souffrance, exprime-t-elle sa vulnérabilité, à travers son corps notamment ? L'exprime-t-elle systématiquement ? Les signes de la vulnérabilité d'un être sont-ils toujours perceptibles ? La notion de souffrance – qu'elle s'exprime en mots ou dans le corps douloureux – est-elle l'unique voie d'accès à la vulnérabilité ? On touche ici à la représentation, à l'image de cette vulnérabilité, aisément perceptible dans les signes de la précarité d'un corps douloureux. Mais qu'en est-il lorsque le corps affecté ne renvoie aucun signe de souffrance ?

2.3 La dissociation ou comment être touché ?

La dissociation caractérise un état de disjonction entre le corps et le psychisme. Ce mécanisme de défense peut se retrouver dans des structurations de personnalité de type psychotique ou dans des situations de stress extrême, en l'absence de psychose préalable. Ce mécanisme de défense ne dit donc rien en lui-même, de la structuration psychique de la personne et doit être analysé en fonction du contexte de sa survenue et au regard des autres mécanismes de défense observés chez une même personne. Cependant, dans tous les cas, il s'agit pour la personne de faire face à un réel qui menace l'intégrité du moi. Le sujet n'a alors d'autre alternative que de s'absenter de son propre corps.

Ainsi, l'expérience dissociative donne à penser que le corps peut être, d'une certaine façon, *déserté* par le sujet qui l'habite. Si bien que le corps ne serait plus le lieu de l'expérience vécue, mais une entité dissociée, disjointe du psychisme. Le corps ne serait alors plus le lieu du « vivre incarné ».

Mobilisée par le psychisme pour faire face à une situation extrême qu'il est en train de vivre et à son caractère *inassimilable*, la dissociation a été décrite par Roussillon comme une défense, « dont l'aspect majeur est de se retirer, d'une manière ou d'une autre, de la scène[1] ». Ce que le corps vit, le psychisme ne peut se le représenter.

Gisela Pankow, dans un texte intitulé *La folie et le corps perdu*, distingue deux types de dissociation : celle d'un patient schizophrène et la dissociation traumatique, c'est-à-dire, en l'absence de contexte de pathologie mentale. Dans son texte, Pankow démontre comment – dans une situation de stress extrême telle que la torture – le rapport au corps et au temps sont bouleversés. Elle distingue ainsi le « corps

---

[1] ROUSSILLON René, « Jalons et repères de la théorie psychanalytique du traumatisme psychique », *op. cit.*, 2002, p. 25-42.

habité » et le « corps non habité ». Elle écrit : « le sujet sain, lui aussi, peut abandonner son corps, dans des situations limites ; c'est-à-dire qu'il peut transformer son vécu au point de ne plus se sentir chez lui dans son corps[1] ».

Pour étayer ses propos elle reporte dans son texte, les observations de l'écrivain Jean Cayrol déporté en camp de concentration suite à ses actes de résistance. Il témoigne de la capacité des détenus, à résister à la torture : « Ce qui soutenait bien souvent le prisonnier, c'était cette faculté unique de désadaptation de la situation présente[2] ». D'après Pankow, ce qui permet au détenu de survivre à la torture ce ne sont pas les projets d'avenir, ni même le passé. Ce qui permet de survivre à la situation, c'est l'absence, le fait même de s'absenter. Il n'y a donc dans cet instant qui ne lui appartient plus, ni passé, ni présent, ni avenir. Le sujet est hors temps et le corps ne semble plus réduit qu'à une enveloppe vidée de sa substance.

Quel que soit le contexte psychique de sa survenue – structuration psychotique ou psychotraumatisme – la dissociation affecte la *présence* à l'autre. C'est ce que démontre Maldiney dans un texte intitulé *Rencontre et psychose,* dans lequel il livre une analyse phénoménologique de la psychose. Il décrit les conséquences de la dissociation psychotique sur la relation à autrui et nous permet de percevoir la façon dont la dissociation met en échec la présence dans la relation et par là-même, la rencontre.

Ce texte de Gisela Pankow est analysé par Flora Bastiani, dans un article intitulé *Comment survivre*[3] ? A

---

[1] PANKOW Gisela, « La folie et le corps perdu », *Etudes*, n° 03, vol. 330, 1969, p. 433-448.

[2] *Ibid.*

[3] BASTIANI Flora, « Comment survivre ? Une approche phénoménologique de la situation de crise à partir de Maldiney et Pankow », *Cliniques méditerranéennes*, n° 2, vol. 96, 2017, p. 175-190.

partir de la lecture du texte de Pankow et d'un texte de Maldiney sur la psychose, elle propose une analyse phénoménologique de la situation de crise. Lors d'un psychotraumatisme le *monde*[1], que le sujet s'institue pour filtrer le réel, est effracté, transpercé par le réel traumatique. Autrement dit, le réel serait le fait à l'état brut et le monde, ce qui permet d'accueillir le fait réel dans le psychisme, par l'habillage de notre subjectivité. Ce monde, permet en outre de s'adapter à l'imprévu, d'anticiper l'avenir et de conserver un pouvoir d'agir sur les évènements contingents de l'existence. Lors du choc traumatique, le monde est effracté par le réel qui devient alors imprévisible et inthématisable (sur lequel notre pouvoir d'action se dissout). La dissociation est alors le moyen par lequel le sujet peut survivre psychiquement à l'insupportable.

Cet état dissociatif peut se manifester dans des situations traumatiques, à l'instant même où la violence du traumatisme déchire l'enveloppe protectrice du monde que le sujet s'est institué pour supporter le réel, mais aussi se répéter à distance du traumatisme, y compris plusieurs années après.

Nous allons voir, à travers le témoignage de Françoise, que la survenue d'un état dissociatif peut générer, dans la relation avec autrui, un sentiment de dissonance entre la compréhension intellectuelle des faits objectifs de l'évènement traumatique et la perception même du traumatisme d'une personne.

Elle se remémore la situation d'une jeune fille, Soraya, rencontrée plusieurs années auparavant, alors qu'elle venait de prendre ses fonctions.

> J'arrive dans le service, je rencontre Soraya, je me souviens très bien. Une jeune femme qui m'explique son parcours, ses viols en Lybie. Elle est tombée enceinte,

[1] La notion de monde vécu a été développée par Husserl.

elle a fait une fausse couche dans la prison, enfin des trucs terribles… et je me souviens l'avoir écoutée… et n'avoir rien ressenti du tout. Et ça m'a vachement questionnée. J'en ai parlé une fois où j'étais en formation, j'ai demandé pourquoi je suis pas touchée par ce qu'elle m'a dit ? Je le suis par les jeunes filles qui vivent un délaissement parental, ça peut me bouleverser et là… et j'ai pas de réponse. Je sais pas si on peut se poser la question comme ça, mais est-ce que c'est parce que j'arrive pas à me le représenter, est-ce que c'est la sidération ? Elle en parlait de manière mais… tellement détachée !

Le *monde* du sujet, lui permet de filtrer le réel. Cette expérience du réel est donc modulée par la constitution de ce monde. Lorsque deux individus sont en interaction, on pourrait dire qu'ils se rencontrent *de monde à monde*. Ce sont leurs subjectivités qui se rencontrent et non deux êtres *réels*. Lorsqu'un individu témoigne de son expérience à un autre individu, ce dont il rend compte est passé au crible de sa subjectivité, de son monde. Si bien qu'en dépit du fait que chacun a son monde propre, la constitution même de ce monde fondé en partie sur un socle commun d'habitus, permet aux individus d'échanger leurs expériences et de les interpréter à l'aide des filtres qu'ils se sont constitués.

La violence du traumatisme impose le réel au sujet à l'état brut, il fait voler son monde en éclat. Donc face à ce réel insupportable, le sujet déserte son corps. Il *s'absente*. Lorsque Soraya raconte son vécu traumatique à Françoise, les mots sont là, mais ils ont perdu leur fonction de symbole. Ils sont *la chose*[1] même. Soraya déplie le réel, sans le filtre de son monde.

---

[1] On pourrait – en référence à Lacan – traduire la chose comme étant un fragment de réel pur, sans le filtre de l'activité symbolique.

Sans l'existence de ce monde, Françoise n'a pas accès au monde vécu de Soraya. Elle n'a accès qu'aux faits, vidés de leur substance affective : « et je me souviens… l'avoir écoutée et n'avoir rien ressenti du tout ». Françoise livre ensuite son incompréhension face au constat que le récit de Soraya ne venait mobiliser chez elle, aucune sorte de compassion : « Et ça m'a vachement questionnée ». Si bien que ce qui semble sidérer Françoise, ce n'est pas tant le contenu de l'évènement traumatique de Soraya qui, une fois vidé de sa substance affective, semble le récit d'une catastrophe arrivée à quelqu'un d'autre, mais sa propre absence d'émotion.

Il semblerait que Françoise en vienne presque à douter de sa propre capacité à s'émouvoir, tant le souvenir de son absence d'émotion est resté présent dans sa mémoire. Ainsi, comme pour nous convaincre et peut-être *se* convaincre de sa sensibilité et de sa capacité à partager des émotions, Françoise poursuit en nous citant l'exemple d'une situation où elle a pu à l'inverse, se sentir touchée : « les jeunes filles qui vivent un délaissement parental ». Elle mobilise ici l'exemple d'une situation plus facile à se représenter que le vécu catastrophique de Soraya. « Je sais pas si on peut se poser la question comme ça, mais est-ce que c'est parce que j'arrive pas à me le représenter, est-ce que c'est la sidération ? » Dans un premier temps, Françoise se demande si sa réaction aurait pu être liée à la distance existant entre son monde et le monde de Soraya. Ensuite, elle s'interroge sur un éventuel *gel* de ses émotions, s'offrant comme une protection face à la violence du réel décrit par Soraya, presque comme une situation de contagion mentale entre le psychisme de Soraya et le sien.

L'absence d'émotion de Soraya au moment où elle décrit l'évènement traumatique, pourrait être due à la réactivation d'un état de dissociation présent au moment de l'évènement et réactivé au moment de sa description. Françoise acquiesce à la suggestion de cette hypothèse :

> Ouais, c'est ça ! Ouais. Elle en parle, mais c'est comme si c'était pas elle.

Les mots de Soraya, lorsqu'elle décrit sa situation traumatique, sont comme désincarnés. La réactivation de l'état de dissociation permettrait en quelque sorte à Soraya de décrire son vécu, mais sans qu'il soit un récit structuré en langage. Il s'agirait plus d'une description factuelle. Comme si elle décrivait le vécu d'un autre. « Elle en parle, mais comme si c'était pas elle », nous dit Françoise.

Il y a donc une distance entre ce qui est décrit par Soraya et Soraya elle-même, en tant que sujet. Soraya est comme absente à elle-même. Mais cette *absence* n'est pas le fait de l'intentionnalité du sujet. Les faits qu'elle décrit, ne constituent pas un témoignage au sens où elle *se* raconte. Ainsi, ce ne serait pas tant aux propos de Soraya que Françoise ne parvient pas à s'identifier, mais à Soraya elle-même, en tant qu'elle serait absente de la relation. Et comme si l'ombre du doute planait encore au-dessus d'elle, comme pour tenter de se convaincre de la réalité du vécu de Soraya, Françoise poursuit son récit :

> Et pourtant, elle avait vécu une opération de reconstruction, donc quand-même quelque chose de terrible et je savais, par les faits, que c'était vrai. Mais j'ai du mal à l'intégrer comme.... ce qu'elle dit, c'est elle ? ... je pourrais pas vraiment douter, mais ça doit pas être loin.

Ici, Françoise semble tenter de se convaincre que les faits décrits par Soraya lui sont réellement arrivés, en convoquant une herméneutique de la preuve. Cependant, même si plusieurs années après, Françoise semble encore douter de ce qui s'est produit, ce n'est en aucun cas la sincérité de Soraya qui serait mise en doute. Ce qui semble être le point d'ancrage de l'incrédulité de Françoise, c'est l'expérience de la situation *étrange*[1] de dissociation. L'état dissociatif de Soraya aurait produit chez Françoise une expérience d'étrangeté, suscitant un doute sur la réalité même de l'évènement : « Mais j'ai du mal à l'intégrer comme.... ce qu'elle dit, c'est elle ? ... je pourrais pas vraiment douter, mais ça doit pas être loin ».

Par conséquent, si Françoise semble encore douter aujourd'hui, c'est que l'expérience d'étrangeté vécue alors aurait laissé en elle une empreinte supérieure à l'empreinte laissée par l'expérience intellectuelle de la preuve. L'expérience d'étrangeté est suscitée par la rupture de cohérence entre les faits objectivables par les séquelles corporelles et la façon dont ils sont retranscrits dans le récit, c'est à dire par l'absence d'expression corporelle de Soraya, qui livre en parallèle un récit implicite : celui d'un corps absent de son vécu, comme privé de son « excès ».

Cette rupture de cohérence, dans l'axe menant des faits objectifs au vécu de ces faits, se traduit dans la relation d'accompagnement. A travers le témoignage de Françoise il semble que l'état de dissociation, du sujet porteur d'un psychotraumatisme, puisse affecter sa capacité à manifester sa vulnérabilité à autrui. Ce témoignage soulève une tension éthique dans l'accompagnement éducatif pouvant se résumer dans cette question : comment être touché ? Non pas que la relation d'accompagnement se borne à une

---

[1] Freud, dans son essai de 1919 intitulé *l'inquiétante étrangeté*, cite l'exemple mis en avant pour E. Jentsch, "comme étant un cas d'inquiétante étrangeté par excellence « celui où l'on doute qu'un être en apparence animé ne soit vivant, et, inversement, qu'un objet sans vie ne soit en quelque sorte animé »", FREUD Sigmund, *L'inquiétante étrangeté*, Paris, Hatier, coll. « Profil Textes philosophiques », 1993.

dimension affective s'actualisant dans un sentiment de compassion, mais sa dimension éthique peut-elle se passer de la reconnaissance de la vulnérabilité en l'Autre ? Ainsi, la question que nous nous posons est la suivante : comment entrer dans une relation éthique avec autrui, si nous n'avons pas accès à sa vulnérabilité ?

Cette question nous conduit à une autre question : si le mécanisme de dissociation peut apparaître comme un mécanisme de survie à l'horreur survenue, peut-il être considéré comme une résolution complète du psychotraumatisme ? Autrement dit, *tout* de la souffrance du sujet se résorbe-t-elle dans l'*évasion* de sa subjectivité ?

Nous employons à dessein le terme évasion pour revenir sur cette notion, telle que l'a conceptualisée Levinas. L'absence de l'être, dont il est question dans la dissociation, présente des similitudes avec la notion d'évasion de Levinas, que l'on peut retranscrire par cette citation : « L'être du moi que la guerre et l'après-guerre nous ont permis de connaître ne nous laisse plus aucun jeu. Le besoin d'en avoir raison ne peut être qu'un besoin d'évasion[1] ».

Nous avons vu que le besoin d'évasion évoqué par Levinas n'est pas la simple aspiration à trouver un refuge, mais caractérise la recherche de la fuite de l'être même. Cependant l'évasion dont parle Levinas comporte en elle une dimension d'*intention*, totalement absente de la dissociation qui, par définition, s'impose d'elle-même. Le terme même de « *besoin* d'évasion » met en question la correspondance avec la dissociation qui, privée de toute intention, s'impose au sujet pour l'arracher à lui-même. Donc, au-delà d'une absence à soi-même et d'un besoin d'évasion, la dissociation traumatique semble menacer l'intégrité de la subjectivité.

Ainsi, si l'état dissociatif semble *sauver* le sujet à l'instant du traumatisme, il peut l'affecter par la menace de

[1] LEVINAS Emmanuel, *De l'évasion*, *op. cit.*, 1998.

son retour potentiel, imprévisible et silencieux. Ignorant l'écoulement du temps, l'état dissociatif peut se réactiver dans toutes les situations qui réveilleront l'empreinte du traumatisme initial.

Par conséquent, la dissociation affecte le sujet au moins sur trois dimensions : son rapport au corps, au temps et à autrui. Mais ces trois dimensions ne sont pas des entités indépendantes les unes des autres, elles sont pour ainsi dire enchevêtrées les unes aux autres. Sous l'effet de la réactivation d'un état dissociatif, le corps parlant de Soraya semble ne plus pouvoir assimiler ses sensations. Son corps, en plus d'être affecté par le traumatisme lui-même, est affecté dans sa capacité à s'incarner, comme réduit à son Körper. Autrement dit, ce n'est pas seulement sa subjectivité qui est comme suspendue, mais aussi sa façon unique d'habiter son corps et de traduire par ce biais, l'essence de son être.

Les conséquences de l'état dissociatif sont perceptibles dans la relation d'accompagnement social par la difficulté, voire ici l'impossibilité, à être touché par l'horreur, pourtant bien vécue par le sujet traumatisé. L'empreinte laissée par l'expérience d'étrangeté et l'absence d'émotion est si forte, qu'elle surpasse la capacité à intellectualiser l'effectivité de l'évènement vécu et ses répercussions sur le sujet traumatisé. Le sujet ne semble plus en mesure de manifester sa vulnérabilité, ce qui remanie profondément la relation d'accompagnement.

Nous pouvons ici établir un parallèle entre la notion de durée, conceptualisée par Bergson, qui s'actualise dans la conscience psychologique du temps vécu à l'aune de la relation à autrui. Le temps de la dissociation exclut toute perception de durée, il annule l'écoulement du temps et projette le sujet dans un ailleurs et dans un temps sans passé, ni présent, ni avenir.

Le contact avec une personne dissociée de son vécu émotionnel renvoie à une expérience étrange. La dissociation interroge au regard des normes relationnelles. Ce qui semble déstabiliser Françoise, c'est l'absence d'émotion associée à la description du vécu traumatique de Soraya.

Dans cette situation, l'état dissociatif pourrait entraver la construction d'une relation éthique, au sens que lui donne Levinas, et qui repose sur l'émanation du « visage ». Ici, Françoise décrit bien l'absence d'expression de la vulnérabilité de Soraya. Non pas par pudeur ou par une résistance accrue à la souffrance mais, selon notre hypothèse, sous l'effet de la dissociation.

L'état de dissociation peut également entraver la relation d'accompagnement social, dans la mesure où elle pourrait être associée à une absence de crédibilité. La question de la crédibilité du sujet n'est pas anodine pour un mineur ou un jeune majeur accompagné dans le cadre de l'ASE. Au moment de l'évaluation de la minorité et de l'isolement, le récit migratoire de l'enfant est passé au crible du soupçon. L'enjeu de l'établissement de la minorité est tel, que les personnes étrangères sont largement soupçonnées de falsifier leur âge pour obtenir le statut de mineur[1]. Outre l'apparence physique de la personne, qui constitue un critère pour le moins scientifiquement imprécis, l'analyse de l'entretien de recueil du récit migratoire est le pivot de l'évaluation de la minorité[2]. Si la personne ne semble pas *crédible* dans ses propos, l'évaluateur peut conclure à la majorité de la personne. La personne peut toutefois demander un recours auprès du juge des enfants, mais les

---

[1] BRICAUD Julien, *« Accueillir les jeunes migrants » - Les mineurs isolés étrangers à l'épreuve du soupçon*, Editions de la Chronique sociale, Lyon, 2020.

[2] *Ibid.*

démarches sont longues, complexes, nécessitent la présence d'un avocat et l'issue en est incertaine.

La question de la crédibilité de la personne est également passée au crible lors des demandes d'asile à l'OFPRA, au cours desquelles l'entretien avec le récit des faits motivant la demande d'asile est lui aussi déterminant pour la suite qui sera donnée à la demande.

Dans un tel contexte, les effets liés à l'état dissociatif, sont loin d'être anodins, peuvent être lourds de conséquences et avoir des répercussions sur le statut de la personne résidant en France.

Nous avons dans ce chapitre abordé le rapport au temps, au corps et à autrui, du sujet exposé au psychotraumatisme et accompagné dans le cadre d'une mesure sociale le protégeant au titre de son statut de mineur isolé. Les trois situations évoquées font référence aux premiers temps de la rencontre, peu de temps après l'entrée du jeune dans le dispositif de protection. Ce temps où la relation de confiance est encore à construire avec le travailleur social. En tant que représentant de la mesure de tutelle, le chef de service est garant juridiquement, de la santé du mineur accompagné, notamment psychique. Mais la figure de référence, à laquelle le mineur s'adresse, est celle du référent ASE qui, à ce titre, occupe une place spécifique auprès du mineur accompagné et se doit le cas échéant, de l'orienter vers des soins si son état le nécessite.

Cependant, cette orientation, si elle n'émane pas de la demande du sujet lui-même, ne se fait qu'à l'aune d'une relation de confiance. Une éventuelle orientation vers des soins psychiques peut potentiellement faire l'objet d'une acceptation par le mineur accompagné, parfois par compliance, mais l'adhésion au projet de soin relève d'un processus plus complexe que la simple acceptation d'une prise de rendez-vous.

Aussi, l'un des enjeux éthiques de la relation d'accompagnement est que le temps qui s'écoule se remplisse de la présence de l'Autre. C'est la présence de l'altérité, « de l'autre en tant qu'autre[1] », qui permet de rompre avec un présent perpétuel. Cet enjeu éthique reposerait donc sur la capacité à réajuster les rapports d'équilibre entre le temps subjectif et le temps plus objectif de l'institution. Ce rapport doit être équilibré car l'absence de prise en compte du temps institutionnel, qui donne le rythme lié aux contraintes de la régularisation, peut mettre le futur majeur en danger.

La question de la perception de la vulnérabilité et de ses différents modes d'expression dans la relation de soin et d'accompagnement présente un enjeu éthique essentiel. En effet, lorsqu'elle se dissimule sous les traits d'une apparente normalité ou ne se manifeste pas selon nos modes d'évaluation normatifs de la souffrance, elle nous laisse *démunis* dans la relation de soin et d'accompagnement. Ce constat nous invite donc à questionner notre propre rapport à la norme et au pathologique et à nous repositionner dans la relation de soin.

---

[1] BASTIANI Flora, « La conversion éthique », *op. cit.*, 2012.

CHAPITRE 3

Norme contraignante et norme actualisante.

Notre rapport à la norme impacte-t-il notre perception du pathologique ? En mettant en évidence l'aspect relatif de la norme, nous allons nous demander de quelle manière elle influence notre rapport au normal et au pathologique et plus globalement, notre perception de la santé.

Cette réflexion posera les bases de notre problématique : comment protéger la santé psychique d'un mineur ou jeune majeur, alors qu'il refuse catégoriquement les soins psychiques et ne relève pas pour autant d'un dispositif de soins contraignants ?

3.1 Le concept de maladie à l'épreuve de la norme.

Du fait de leur minorité et de leur situation d'isolement sur le territoire français, les mineurs isolés relèvent de la tutelle du président du Conseil départemental. Dans le cadre de l'exercice de cette tutelle, le travailleur social en charge de l'accompagnement de l'enfant veille notamment à son état de santé. Considérant que le mineur a potentiellement été exposé à des situations de grande violence, il veille particulièrement à son état de santé psychique et se doit de l'orienter vers un service de soins compétent, s'il suspecte l'existence d'un psychotraumatisme. En ce sens, il évalue si l'enfant ou le jeune mineur bénéficierait d'un accompagnement vers des soins psychiques.

Cette évaluation repose sur la perception de troubles de la relation ou du comportement, évoquant la présence de troubles psychiques, c'est-à-dire de signes attestant d'un écart à une norme représentant la santé psychique. Nous pouvons lister parmi eux et de manière non exhaustive : les insomnies, la présence de cauchemars, la perte d'appétit ou au contraire une hyperphagie ou encore la perte d'appétence pour les relations sociales. Dans un premier temps, l'évaluation des besoins de soins psychiques repose donc sur une perception normée socialement établie, héritière de ses propres critères de dangerosité et de troubles mentaux. Ainsi, comme le rappelle Canguilhem en citant Sigerist, dans *Le normal et le pathologique* : « la médecine est des plus étroitement liée à l'ensemble de la culture, toute transformation dans les conceptions médicales étant conditionnées par des transformations dans les idées de l'époque[1] ».

Canguilhem souligne ici la culture normée, voire *normalisante*, des approches médicales qui définissent la maladie comme le strict écart à un fonctionnement normal, soit l'état de santé. Il remet donc en question l'aspect normatif de la médecine, qui peut dériver de cette conception de la maladie et de la santé. Il propose un modèle théorique qui ne se borne pas à une conception de la santé ou de la maladie comme la stricte dichotomie entre un fonctionnement normal ou un fonctionnement pathologique de l'organisme. Il définit la santé et la maladie comme étant toutes deux issues d'un fonctionnement de l'organisme en perpétuelle interaction avec son environnement. Ainsi, il élabore une conception de la santé qui s'émancipe d'une perception binaire d'un état dit *normal* ou *pathologique* de l'individu et propose une approche qui intègre les ressources externes et internes de

---

[1] CANGUILHEM Georges, *Le normal et le pathologique*, 12e édition., Presses universitaires de France, Paris, coll. « Quadrige », 2013.

chaque être, évoluant dans un environnement vivant et dynamique, dont il est indissociable.

Les travaux de Canguilhem rejoignent en de nombreux points ceux de Kurt Goldstein, psychiatre Allemand de la première moitié du 20e siècle. Et bien que Canguilhem réfute l'idée d'une filiation avec la pensée de Goldstein, il fait souvent référence à ses travaux dans *le normal et le pathologique* et en relève l'intérêt théorique.

Confronté dans ses premières années de pratique professionnelle aux pathologies de soldats cérébrolésés suite à des blessures de la première guerre mondiale, Goldstein élabore une réflexion à partir de l'observation de ses patients, qui s'inscrit dans une démarche incluant une approche clinique, biologique et philosophique[1].

Ses travaux permettent d'appréhender le caractère *relatif* de la notion de norme, au regard d'une réflexion dialectique entre norme interne au sujet (à laquelle Goldstein donne le nom générique d'organisme) et norme environnementale (c'est-à-dire le milieu dans lequel le sujet évolue). A ces deux normes nous en ajoutons une troisième, la norme sociale, que nous définissons comme un ensemble de règles perçues implicitement, qui orientent les actions et pensées d'un groupe donné.

Selon Goldstein, « être malade est une *anomalie*, mais toute anomalie n'est pas une maladie[2] ». Il relativise la définition de la maladie en la mettant en référence avec le milieu dans lequel évolue l'organisme, milieu, dont la norme est fluctuante. A partir de ces observations, il

---

[1] CRISP Ross, « Rogers et Goldstein en retour : la personne actualisante répondant au trauma et à la perte », *Approche Centrée sur la Personne. Pratique et recherche*, trad. Baptiste Alleaume, n° 1, vol. 29, 2020, p. 62-84.

[2] GOLDSTEIN Kurt, *La structure de l'organisme: introduction à la biologie à partir de la pathologie humaine*, Gallimard, Paris, coll. « Collection Tel 78 », 1983. Nous soulignons.

redessine le concept de maladie en amenant un regard critique de la façon dont elle est définie par la médecine, c'est-à-dire, comme « une altération interne dans la constitution de l'organisme en état de santé, [...] par rapport à une norme dont le contenu reste à établir[1] ». Ainsi, tout comme Canguilhem, Goldstein tend à démontrer que la définition de la maladie est intrinsèquement liée aux effets des interactions entre un organisme et son environnement. Elle est donc *plus* que le strict constat d'un écart à la norme.

La référence à la norme en tant que valeur représentant un état de santé constitue un repère indéniable concernant la définition d'un état pathologique. Cependant, il s'agit d'interroger le statut qui lui sera accordé. Est-ce un repère cardinal ou un repère secondaire, qui passerait après le vécu du sujet ? Goldstein avance que la mesure des constantes (pouls, température), ne sert qu'à confirmer l'hypothèse du médecin. Il met au premier plan le vécu du malade, qui se retrouve confronté à une modification de son comportement vis-à-vis de son environnement. Selon Goldstein, c'est le sujet lui-même qui exprime en premier lieu son état pathologique et la mesure des constantes – représentant la norme que serait un état de santé – ne sert qu'à confirmer la perception du malade.

Mais qu'en est-il lorsque le sujet ne se sent pas malade ou adopte une attitude d'évitement vis à vis de ses troubles, tel que nous l'avons évoqué précédemment concernant le vécu du psychotraumatisme ?

Nous avons vu que les propositions des travailleurs sociaux concernant l'orientation vers des soins psychiques se heurtent parfois au refus du sujet. Dans ce cas de figure, comment le travailleur social peut-il agir pour protéger le jeune qu'il accompagne et pour qui il perçoit l'existence d'une souffrance psychique, tout en prenant en compte la singularité qui s'exprime dans ce refus-même ?

---

[1] *Ibid.*

Nous avons demandé à Béatrice comment elle agissait lorsqu'elle évaluait qu'un jeune tirerait un bénéfice à recevoir des soins psychiques, mais qu'il s'y oppose :

> Je pense qu'on ne doit pas contraindre aux soins, parce qu'on est nous, inquiets. Parce qu'on n'est pas habitués en France, à voir des jeunes qui ont pu vivre certaines choses... Alors, ça nous effraie. A la lecture[1], on se dit : oh là là enfin, comment on le vivrait, nous ? On serait effondrés et est-ce qu'on n'est pas... ? Est ce qu'on n'impose pas... ? C'est difficile en fait, c'est difficile. Mais je pense que c'est une question. Ceux qui veulent pas, ils veulent pas. Mais moi, je suis en vigilance permanente. Je leur parle. Je les appelle, je prends de leurs nouvelles.

Face au refus de soin du psychotraumatisme, Béatrice amène immédiatement la question de la contrainte. Cependant, elle en discute la pertinence en la confrontant à la norme sociale : « On n'est pas habitués, en France, à voir des jeunes qui ont pu vivre certaines choses ». Béatrice fait ici référence à la norme culturelle qui guide l'évaluation d'un état psychique nécessitant un accompagnement vers des soins. Elle pointe l'écart qui sépare les normes culturelles auxquelles se réfèrent les travailleurs sociaux et celles de l'enfant accompagné, qui a évolué dans un milieu radicalement différent. Cet écart profond se traduit donc sur au moins trois niveaux : la norme sociale, la norme environnementale et la norme individuelle. L'aspect culturel de la norme sociale sert de repère, c'est un axe de référence permettant d'établir des mesures telle que la gravité d'une situation. Ici, Béatrice pointe que l'écart existant entre la norme de référence des travailleurs sociaux

---

[1] Lecture du rapport d'évaluation de la minorité contenant le récit du parcours migratoire.

et celle de l'enfant, l'amène à réinterroger ses propres repères : « A la lecture, on se dit : oh là, là, mais comment on le vivrait, nous ? » Béatrice fait référence à la lecture du rapport d'évaluation de la minorité et de l'isolement, qui est transmis au service responsable de l'exercice de la tutelle et qui contient le récit du parcours migratoire et les raisons de l'exil. Bien souvent, si le travailleur social décide de lire ce rapport avant de rencontrer le jeune, le premier contact avec le jeune n'est pas physique mais imaginaire. Sur la base de la lecture de ce récit, l'éducateur imagine, se représente l'enfant sur la base de son monde, avant la première rencontre. Pour se représenter la situation de l'enfant, le travailleur social fait appel à son monde propre. Ce monde est constitué en partie de sa propre norme culturelle et c'est sur cette base, qu'il interprète ce récit.

Les éléments contenus dans les rapports d'évaluation sont très variables d'une situation à l'autre. Certains sont très fournis en détails, d'autres le sont très peu. Lorsqu'ils font état de parcours d'une grande violence ou de conditions de vie particulièrement précaires, les récits viennent heurter la norme du lecteur. « On serait effondrés », nous dit Béatrice. La lecture du rapport éveille souvent une vigilance particulière au sujet de la présence éventuelle d'un psychotraumatisme. Cependant, Béatrice semble relativiser l'impact du vécu individuel, au regard de la norme sociale. Nous pourrions nous poser la question en ces termes : est-ce l'évènement qui définit le psychotraumatisme ? Autrement dit, la pathologie est-elle définie par l'extérieur du sujet ?

Les apports de Canguilhem et Goldstein nous permettent d'interroger le lien, pointé ici par Béatrice, entre pathologie, norme individuelle, environnementale et norme sociale. Selon Canguilhem, « le malade doit toujours être jugé en rapport avec la situation à laquelle il réagit et avec les instruments d'action que le milieu propre lui offre[1] ». Il précise ce propos en affirmant qu'il « n'y a pas de troubles pathologiques en soi, l'anormal ne peut être apprécié que dans une relation[2] ».

De ce point de vue, il semblerait que le fait pathologique n'ait pas d'existence autonome, il est toujours corrélé à « une relation ». Cette relation, à laquelle Canguilhem fait référence, c'est celle que l'organisme entretient avec son milieu. Ici, Canguilhem pointe donc le rapport d'interdépendance entre l'organisme (qui constitue une norme individuelle) et son milieu (l'environnement direct dans lequel il évolue).

Selon lui, il est parfaitement impossible de distinguer « l'être malade » selon une norme supra individuelle, soit extérieure à l'individu, mais c'est tout à fait possible si l'on se réfère à une norme purement individuelle et donc interne à l'individu. Il indique en conséquence, que la *frontière* entre le normal et le pathologique ne peut être « qu'imprécise », car cette distinction ne relève pas d'une moyenne externe à l'individu. De cette manière, Canguilhem délègue à l'organisme, le soin de distinguer où commence la maladie[3].

De ce point de vue, ce ne serait donc pas l'évènement en lui-même qui définirait l'entrée dans le psychotraumatisme. L'établissement d'un psychotraumatisme proviendrait de la réaction de l'organisme face à l'agression qu'il a subie. Autrement dit, pour Canguilhem comme pour Goldstein, c'est bien l'individu lui-même qui définit son état pathologique, non pas au sens d'un diagnostic, mais au sens où son vécu de la maladie signe son entrée dans la pathologie.

---

[1] CANGUILHEM Georges, *Le normal et le pathologique*, *op. cit.*, 2013.
[2] *Ibid.*
[3] *Ibid.*

Identifier la source établissant l'état de pathologie constitue un enjeu rejoignant la question d'une contrainte qui serait exercée sur l'individu, en accordant la primauté de la norme extérieure sur la norme intérieure. Autrement dit, l'enjeu soulevé ici consiste à ne pas déclarer un état pathologique nécessitant la mise en place de soins, à la place du sujet lui-même (de l'extérieur du sujet) et ce, en hiérarchisant la norme extérieure sur celle de l'individu. C'est également ce que semble suggérer Béatrice, lorsqu'elle dit : « est-ce qu'on n'impose pas… ? ».

Cependant, elle soulève immédiatement la difficulté de la posture privilégiant la norme du sujet sur la norme sociale, extérieure : « c'est difficile en fait, c'est difficile. Mais je pense que c'est une question. Ceux qui veulent pas, ils veulent pas ». Il ne s'agit pas ici de renoncer complètement au projet de soin pour le jeune, ou de le laisser seul face à son traumatisme, mais de respecter son autonomie dans la démarche de soin. La « vigilance permanente » du travailleur social, évoquée ici par Béatrice, consiste à avoir des échanges réguliers avec le jeune, afin de s'assurer que sa sécurité n'est pas remise en question. Auquel cas, une solution contraignante pourrait être envisagée. La limite entre protection et contrainte est souvent ténue. L'enjeu d'une telle réflexion s'agrège autour du respect de la dignité de la personne.

Les travaux de Goldstein redessinent le concept de pathologie à partir de la relativité de la norme et déplacent l'agent définissant l'entrée dans la pathologie de la norme sociale, extérieure à l'individu, vers la norme individuelle. Cette opération de déplacement de l'agent révélant l'entrée dans la pathologie sur le sujet lui-même, que l'on retrouve chez Canguilhem vient nourrir notre réflexion concernant la notion de contrainte aux soins. Ici, c'est bien de la norme individuelle qu'émane la notion de pathologie, elle est l'axe central auquel l'observateur (le médecin ou le travailleur social) doit se référer pour définir son action. Cependant, il ne s'agit pas de renoncer à la protection de la santé psychique des mineurs isolés qui refusent catégoriquement l'orientation vers les soins psychiques. Maintenir la vigilance et le contact avec le jeune est essentiel. Aménager des temps d'échange et rechercher le consentement aux soins constituent alors les objectifs de l'accompagnement.

Il arrive parfois que des situations de stress extrême conduisent à des états de décompensation psychique. Si la sécurité de l'enfant ou d'autrui est menacée, une solution contraignante peut être envisagée, mais elle constitue un dernier recours.

Par conséquent, l'éthique de l'accompagnement vers le soin du psychotraumatisme consiste à trouver un juste équilibre entre le respect de l'autonomie du jeune et donc de sa dignité et la protection de sa sécurité.

3.2 L'actualisation de soi face à l'angoisse.

Goldstein a mis en évidence dans sa conceptualisation de la maladie, le rôle de l'angoisse pour les personnes confrontées à un dysfonctionnement de l'organisme. Concernant le statut de l'angoisse, les travaux de Goldstein et Freud, bien que contemporains l'un de l'autre, ne se rejoignent pas d'un point de vue conceptuel.

Pour Goldstein, la maladie se caractérise comme une « *modification de l'organisme*[1] ».

Le jugement de maladie se fonde sur : « *la constatation d'un comportement modifié d'une façon caractéristique, d'un comportement "désordonné"* ; sur la constatation de modes de réaction qui relèvent du domaine des "réactions

---

[1] GOLDSTEIN Kurt, *La structure de l'organisme*, *op. cit.*, 1983. L'auteur souligne.

catastrophiques"[1] ». Goldstein nomme « réactions catastrophiques », les réactions d'angoisse résultant de la perception inconsciente d'une inadéquation entre les capacités restreintes de l'organisme affecté par une pathologie et les exigences du milieu dans lequel il évolue. Selon lui, les modifications liées à l'expression de ces réactions catastrophiques sont plus significatives que les modifications liées aux mesures des constantes de l'organisme pour établir l'entrée dans une pathologie. Il avance que « le malade lui-même "vit" en premier lieu sa maladie d'une façon marquante dans une modification fondamentale de son comportement vis-à-vis du monde environnant, dans l'insécurité et dans l'angoisse – ce sont là les expressions de réactions catastrophiques[2] ».

Goldstein précise que les lésions cérébrales de ses patients ont affecté leur capacité d'abstraction. De ce fait, ils n'ont pas conscience de leur situation d'échec et leur angoisse ne peut être selon lui, réactionnelle à la situation d'échec. Il met en évidence que la perte de certaines capacités cognitives des patients cérébrolésés les rendent plus vulnérables aux sollicitations de l'environnement et les ont obligés de ce fait à réorganiser leur monde propre (en référence à la notion de monde vécu).

Le rapport à la perte est ici central. Les travaux de Goldstein mettent en exergue la nécessité de reconstruire un monde cohérent en intégrant cette perte. En référence à la notion de monde, nous pourrions dire que tout comme dans le cadre d'un psychotraumatisme, leur monde est affecté par l'agression subie par leur organisme au cours de l'accident.

La situation d'exil provoque elle aussi une rupture dans le quotidien : après des mois de traversée au cours de laquelle ils ont été confrontés à la crainte pour leur propre

---

[1] *Ibid.* L'auteur souligne.

[2] *Ibid.* L'auteur souligne.

survie, les mineurs isolés se retrouvent projetés dans une culture qu'ils ne connaissent pas et dont ils ne reconnaissent ni les signes ni les codes. Dans ce nouvel environnement, le monde qu'ils s'étaient institué ne les protège plus.

Rachel est référente ASE dans un service d'accompagnement de mineurs isolés. Elle se remémore un évènement qui témoigne d'une manifestation de signes, évoquant une rupture avec le quotidien ordinaire d'un jeune :

> Je pense à un autre de mes jeunes, Joris, qui ne sort plus, qui ne voit plus personne, qui fait juste : boulot, école et puis c'est tout. Il voit plus les copains qu'il s'était fait jusque-là. Alors lui, il me dit : mais je suis bien comme ça ! Mais moi, je lui dis que ça m'inquiète.

Ici, Rachel est interpelée par un changement dans l'environnement de Joris et notamment, le fait qu'il « ne voit plus les copains qu'il s'était fait jusque-là ». Autrement dit, ce qui lui semble anormal au regard de ses habitudes, ce n'est pas une manifestation de tristesse ou des troubles du sommeil qui pourraient correspondre aux critères culturellement établis (tels que ceux du DSM 5) définissant une souffrance psychique. Ce qui a changé, c'est son environnement.

Goldstein, met en évidence que pour que la réaction aux stimuli de l'environnement relève d'un « comportement ordonné », les stimuli extérieurs ne doivent pas trop différer des stimuli adéquats à l'organisme concerné. Autrement dit, une situation « normale » correspondrait à la *congruence* entre un organisme et son environnement.

Concernant Joris, on pourrait émettre l'hypothèse qu'en se retirant de sa vie sociale, il se recrée un environnement congruent, suite à la modification de sa norme interne. Ainsi, ce changement de comportement signerait une restructuration de son environnement et révèlerait une perte ou une modification dans sa norme propre, interne. La nature de cette perte reste invisible pour autrui, mais devient perceptible dans sa façon d'interagir avec son environnement. Ce changement inquiète Rachel qui perçoit l'indication d'une rupture dans le quotidien de Joris.

Selon Goldstein, « la tendance fondamentale de l'organisme est de s'actualiser en accord avec sa nature[1]. » C'est-à-dire qu'il existerait une tendance spontanée de l'organisme à s'auto-organiser et à s'adapter, en fonction des conditions internes ou environnementales changeantes. C'est ce qu'il définit sous le concept d' « actualisation de soi[2] ».

Dans cette perspective, le changement comportemental observé par Rachel pourrait traduire cette tendance de l'organisme à s'actualiser. « Mais je suis bien comme ça » oppose-t-il à l'inquiétude de Rachel, indiquant ainsi que le bénéfice lié à la restructuration de son environnement serait supérieur au désagrément qu'aurait pu engendrer la rupture avec sa vie sociale. En référence aux apports de Canguilhem et Goldstein sur la définition d'un état pathologique, Joris signifie à Rachel qu'il ne se sent pas malade. Mais l'inquiétude de Rachel ne se limite pas à ce seul changement, elle poursuit :

> Ça m'inquiète, parce qu'il y a aussi d'autres signes qui font que ça m'inquiète. C'est-à-dire qu'il y a des plaintes… Et il y a un autre signe inquiétant : c'est des exigences permanentes. Par exemple, quelqu'un qui

---

[1] GOLDSTEIN Kurt, « Le comportement ordonné et le comportement catastrophique angoisse et peur », *La nature humaine à la lumière de la psychopathologie*, Les Belles Lettres, Paris, coll. « Médecine & sciences humaines », 2021.
[2] CRISP Ross, « Rogers et Goldstein en retour », *op. cit.*, 2020.

devient très très exigent et qui va tout le temps se plaindre, sur des détails.

Rachel ne connaît pas les raisons qui ont amené ce changement de comportement, mais elle reste vigilante supposant qu'un malaise s'exprime à travers ce changement de comportement.

Goldstein observe que ses patients malades présentent plus souvent des « réactions catastrophiques » que les personnes non malades. Suivant sa logique actualisante de l'organisme, il attribue la multiplicité de ces « réactions catastrophiques » au fait que l'organisme malade n'est plus en mesure de répondre adéquatement aux stimuli qui autrefois étaient adéquats à son organisme. La « réaction catastrophique » résulterait donc de la tension ressentie par le sujet, dans l'écart entre les capacités de son organisme et les contraintes exercées par l'environnement. Autrement dit, c'est la perception inconsciente de l'écart entre la norme individuelle et la norme environnementale qui serait source d'angoisse. Ainsi, Goldstein met en exergue que l'organisme recherche spontanément à vivre des situations adéquates entre ses capacités et les exigences environnementales en évitant notamment, les situations qui mettent son organisme en danger.

Rachel, poursuit son propos :

> Là, par exemple, ce jeune, il a fait tout une histoire pour un étendoir à linge qu'il n'a pas eu au moment de son installation – qui coûte 10 € au supermarché et qu'en fait il s'est acheté depuis très très longtemps – mais voilà, il est resté bloqué sur cet étendoir et il nous en parle tout le temps ! Et pour moi, c'est tout de suite un signe qui me dit qu'il y a un mal-être derrière et c'est pas juste de l'exigence pour de l'exigence. Il y a de

l'angoisse. Je sais pas s'il y a psychotrauma, mais à minima, il y a de l'angoisse. Et une angoisse importante.

Rachel associe le changement de comportement à une manifestation d'angoisse qui pourrait correspondre à une « réaction catastrophique », telle que Goldstein la définit.

Selon l'observation de Goldstein, alors que l'échec ne susciterait pas de « réaction catastrophique » pour une personne non malade, il résonne comme une menace pour l'intégrité de l'organisme chez une personne malade et devient de ce fait *dangereux*. La perception de ce danger proviendrait selon Goldstein, de l'inadéquation entre la structure organique de la personne malade et les stimuli de l'environnement. La perception de ce danger, en tant qu'il menace l'intégrité de l'organisme, devient source d'angoisse. Contrairement à la peur, qui survient face à un objet concret et conscient, Goldstein souligne que l'angoisse est un phénomène qui ne se réfère pas à un objet défini. L'angoisse présente dans le « comportement catastrophique » correspondrait à la perception subjective d'une condition dans laquelle l'existence de l'organisme se sent en danger. Par conséquent, Goldstein définit l'angoisse comme « *l'expérience subjective d'un danger pour l'existence*[1] ».

Selon Goldstein, là où la peur serait utile en ce qu'elle prépare l'individu à se défendre contre le danger, l'angoisse est forcément existentielle et correspond à une angoisse du non-être, en référence à la philosophie d'Heidegger.

La définition de l'angoisse chez Goldstein diffère de celle de Freud, dont il est contemporain, mais dont il ne partage pas le socle théorique. Freud distingue lui aussi l'angoisse de la peur, dans son ouvrage *au-delà du principe de plaisir*. Il propose de distinguer les termes de frayeur,

[1] GOLDSTEIN Kurt, « Le comportement ordonné et le comportement catastrophique angoisse et peur », *op. cit.*, 2021. L'auteur souligne.

peur et angoisse, en les considérant dans leurs rapports avec un danger : « L'angoisse est un état qu'on peut caractériser comme un état d'attente de danger, [...] la peur suppose un objet déterminé en présence duquel on éprouve ce sentiment; quant à la frayeur, elle représente un état que provoque un danger actuel, auquel on n'était pas préparé : ce qui la caractérise principalement, c'est la surprise[1] ». Selon Freud, il y a dans l'angoisse « quelque chose qui protège contre la frayeur et contre la névrose qu'elle provoque ». Selon sa conception c'est la situation d'effroi (que l'on appellerait aujourd'hui stress) qui serait susceptible d'être à l'origine d'une névrose traumatique (que l'on qualifierait aujourd'hui de psychotraumatisme ou stress post traumatique).

Notons que Goldstein ne fait pas référence à la frayeur, l'observation de ses patients reposant sur l'aspect physiologique de la cérébrolésion. Du point de vue de Freud, la peur suppose la présence d'un objet déterminé et conscient. En ce point, sa définition ne diffère pas de celle de Goldstein. C'est sur la définition et le statut de l'angoisse que leurs approches divergent : Freud considère l'angoisse comme un mécanisme de défense visant à préparer le sujet aux situations de danger qu'il pourrait rencontrer dans l'avenir. Ainsi le premier choc, la situation de frayeur initiale, donnerait naissance à un vécu d'angoisse répété, dans le cadre d'une névrose traumatique, et aurait une fonction protectrice.

Goldstein à l'inverse, s'il observe également des manifestations d'angoisse répétées chez ses patients, les définit comme dangereuses dans la perception du sujet, en ce qu'elles menaceraient l'intégrité de son organisme. Et c'est cette perception de danger qui conduirait le sujet à

---

[1] FREUD Sigmund, *Au-delà du principe de plaisir*, *op. cit.*, 2017. Pour rappel, l'ouvrage de Freud date de 1920 et l'étude de Goldstein, de 1938.

éviter les situations d'angoisse, en se recréant un environnement plus adéquat.

Cette divergence dans la perception du statut de l'angoisse entraîne un changement radical dans la façon de percevoir les capacités du sujet à se remettre de ses traumatismes psychiques.

Pour Freud, le sujet semble pris dans une répétition de l'angoisse, qu'il nomme « compulsion de répétition » et qui s'actualise dans la relation transférentielle avec l'analyste. L'isolation de cette compulsion de répétition dans *au-delà du principe de plaisir* (1920) restructure radicalement sa perception du psychisme humain, en mettant la pulsion de mort au même plan que la pulsion de vie. Alors que le désir – associé à la pulsion de vie – était identifié par Freud comme la seule source de l'énergie psychique, les pulsions autodestructrices sont, à partir de 1920, elles aussi identifiées comme étant potentiellement à la source de l'énergie psychique.

A l'inverse, l'approche de Goldstein suppose des compétences internes à tout organisme lui permettant de s'adapter, de *s'actualiser*, suite aux pertes et dommages subis par l'organisme. Il prête à l'organisme humain la capacité de reconstruire une nouvelle norme, sur la base des traumatismes qui l'ont affecté.

En s'appuyant sur la théorie de Goldstein, on peut interpréter le changement d'attitude de Joris et donc la restructuration de sa norme environnementale, comme l'actualisation de sa norme interne. Ainsi, le désordre interne serait réaménagé de façon à abaisser les stimuli environnementaux, en vue de réduire les tensions de l'organisme.

Cependant, une réaction d'angoisse est relevée dans le comportement de Joris, dont Rachel tient compte dans son accompagnement. Nous avons vu que la modification de la norme environnementale de Joris venait peut-être en réponse à une modification de sa norme interne. Cependant, il ne s'agit pas de considérer que cette modification vient en réparation à la perte probablement subie par Joris, mais consiste en une adaptation. Car la modification environnementale permet certes d'abaisser les angoisses, mais elle contraint l'organisme à évoluer dans un milieu plus restreint. De ce fait, les rencontres avec la norme sociale, qui elle ne s'adapte pas à la norme de Joris, risquent d'être de plus en plus souvent génératrices d'angoisse ou de « réactions catastrophiques ».

L'enjeu éthique de l'accompagnement éducatif serait alors, sans nécessairement contraindre aux soins, d'accompagner la personne pour trouver des aménagements et qu'une vie sociale soit possible, sans être génératrice d'angoisse.

Nous avons recueilli beaucoup de témoignages relevant des *rigidités* dans le comportement des jeunes, parfois relatives au rapport à l'argent, avec beaucoup d'exigences, ou des fixations. D'autres rigidités observées vont dans le sens d'une rigidité de caractère. Au quotidien, ces comportements peuvent générer chez les éducateurs des mouvements contre transférentiels proches de l'agacement ou susciter de l'incompréhension. Les travaux de Goldstein nous permettent de les appréhender différemment, au regard de ce qu'il nomme les « comportements catastrophiques ». A l'aune de ces apports théoriques, ces rigidités peuvent être réévaluées comme étant significatives d'angoisse, à l'instar du témoignage de Rachel. Cette approche change radicalement l'éthique de la relation d'accompagnement et conduit à repenser les pratiques par le prisme de la norme.

Les travaux de Goldstein mettent en évidence que la survenue des déficits causés par le traumatisme crânien entraîne un changement dans le rapport de force entre la norme interne de l'organisme et les contraintes de l'environnement.

A partir des observations qu'il fait sur l'adaptation de ses patients aux difficultés causées par leurs déficits, Goldstein construit une réflexion plus globale sur les interactions entre l'organisme et l'environnement, qui peut être transposée à tous les organismes qui ont vu apparaître un changement ou subi une perte causant une rupture dans leur norme interne et qui génère une incongruence entre leur propre norme interne et celle de leur environnement.

3.3 Norme et normativité face au psychotraumatisme.

Nous avons vu que la question de la norme peut être appréhendée à partir de sa dimension contraignante : lorsque le point de référence de la norme se situe à l'extérieur du sujet, ou à partir de sa dimension actualisante : lorsque le point de référence est interne au sujet. Ceci nous amène à nous intéresser au concept de normativité introduit par Canguilhem au sujet du concept de maladie. De ce point de vue, la maladie peut être envisagée comme source d'invention de nouvelles normes, « une tentative de l'organisme de retrouver un équilibre dans une situation perturbée[1] ».

Ce concept de normativité repose sur la démonstration que la maladie contraint l'organisme à sans cesse réinventer de nouvelles normes pour maintenir la vie. En faisant de la maladie une question de normativité, Canguilhem la nomme comme puissance d'invention de nouvelles normes de vie. Dans cette perspective, la guérison ne consiste pas à un retour à l'état d'innocence ou de pureté organique, mais c'est un effort permanent pour construire un nouvel

---

[1] CANGUILHEM Georges, *Le normal et le pathologique*, *op. cit.*, 2013.

équilibre, qui n'est autre qu'un compromis entre les contraintes de l'environnement de l'organisme et sa norme interne.

La conception de Goldstein, pour qui le processus de guérison n'entraîne pas la récupération des facultés antérieures « *ad integrum*[1] », s'accorde avec celle de Canguilhem.

Ce processus de guérison, en tant que retour à la santé, est décrit par Goldstein comme un retour à une santé nouvellement acquise qui diffère de celle de naguère : « De même qu'une détermination substantielle tout à fait définie caractérisait l'ancienne normalité, de même, une altération substantielle fait partie de la nouvelle normalité[2] ».

Non seulement l'organisme intègre la perte subie par l'état pathologique, mais il développe sa tendance à l'actualisation en *s'auto-adaptant* aux contraintes environnementales. L'enjeu des concepts de normativité et d'actualisation de soi réside dans la capacité de l'organisme à se réorganiser à partir du traumatisme, de la perte ou de la maladie. Donc plus qu'un enjeu de guérison, nous y voyons un enjeu de *reconstruction* qui prend en compte les pertes subies.

Nous retrouvons cet enjeu de reconstruction concernant le psychotraumatisme. En effet, le rétablissement du psychotraumatisme ne consiste pas à un retour à un état psychique antérieur à l'évènement traumatique, mais intègre la perte et reconstruit une nouvelle normativité.

Le témoignage de Rachel, mis en perspective avec les travaux de Goldstein et Canguilhem, nous conduira ensuite à développer notre réflexion autour de la problématique de la contrainte aux soins psychiques concernant les mineurs isolés présentant un psychotraumatisme et refusant l'accès à un dispositif thérapeutique. Nous pourrons ainsi

---

[1] GOLDSTEIN Kurt, *La structure de l'organisme*, *op. cit.*, 1983.
[2] *Ibid.*

développer une réflexion autour des différents effets de la norme, selon qu'elle est appréhendée sous sa forme contraignante ou actualisante.

Lorsque nous abordons avec Rachel la dimension de la contrainte aux soins du psychotraumatisme, elle nous fait part de la situation de Moussa.

Agé de 18 ans, il est en France depuis deux ans. Depuis son arrivée, son état psychique ne cesse de se dégrader : Moussa est aux prises avec de fortes angoisses, des insomnies et terreurs nocturnes, ainsi qu'une perte de poids de 10kg. Moussa a conscience de ses troubles psychiques. Il en identifie l'origine au moment du décès par noyade de son père – à laquelle il a assisté – lors de leur traversée de la méditerranée en bateau. Cependant, il refuse catégoriquement l'orientation vers les soins psychiques. Face à ce refus obstiné et une inquiétude importante pour la santé psychique de Moussa, Rachel fait intervenir une équipe mobile de psychiatrie (EMIC), qui se déplace directement auprès du patient. Plusieurs rencontres ont eu lieu, sans qu'elles aboutissent sur l'acceptation de soins psychiques.

> Moussa c'est compliqué, parce qu'il a accepté l'EMIC pour me faire plaisir, mais sans qu'il y ait d'adhésion.

Dans un premier temps, Rachel a donc insisté auprès de Moussa pour mettre des soins psychiques en place malgré son refus, dans une logique de protection. L'équipe mobile de psychiatrie intervient auprès de personnes en situation de souffrance psychique, avec ou sans perte de contact avec la réalité, sans aucune relation avec les services de soin. Le but de leur intervention est – en se déplaçant directement auprès du patient – de l'amener progressivement à adhérer à une proposition de soin. Leur intervention est donc centrée sur un travail autour de l'adhésion aux soins psychiques, pour des personnes en refus ou en rupture de soin. Ils ne prodiguent pas eux-mêmes les soins, mais orientent le patient vers une structure adaptée à ses besoins.

Néanmoins, si Moussa a accepté de rencontrer les soignants de l'équipe mobile, il n'adhère pas à leur proposition. L'adhésion aux soins signifie l'approbation du sujet pour s'investir dans une démarche de soin. Consentir à une rencontre avec une équipe de soignants en psychiatrie n'équivaut pas pour autant à entrer dans la dimension du soin psychique. Ici, Moussa accepte la rencontre avec l'équipe mobile de psychiatrie pour « faire plaisir » à Rachel. Autrement dit, il accède à la demande de Rachel par compliance. Le projet de soin reste cependant extérieur à sa volonté, à son désir propre.

Si des attitudes de compliance peuvent parfois être observées au cours de l'accompagnement éducatif, elles ne sont pas nécessairement le fruit d'une réelle adhésion à la proposition faite. Les tentatives d'orientation vers le soin, y compris avec l'intervention de l'EMIC, n'ont pas permis d'assouplir les résistances de Moussa. Rachel ne persiste pas dans la tentative d'orientation de Moussa vers des soins psychiques qu'il refuse et essaye de trouver des points d'appui qui lui permettent de trouver une forme d'apaisement de sa douleur morale.

> Moi je pense que – et c'est toujours singulier – qu'il faut l'aider à se raccrocher au sport. Alors, la structure d'accueil elle, s'arcboute sur la formation professionnelle, mais pour lui, c'est pas une planche de salut. Alors que le sport l'est. Donc on essaie de trouver d'autres médias, d'autres supports. On cherche quelque chose qui peut être thérapeutique et là, en l'occurrence, le sport l'est pour Moussa.

Et puis, je pense qu'il y a quand-même un équilibre psychique de base. Il y a un psychotrauma qui vient faire effraction dans un psychisme qui, quelque part, tient pas trop mal la route pour lui.

Tout en conservant une attention particulière sur l'évolution psychique de Moussa, il semblerait que Rachel recherche sur quelles ressources internes il pourrait s'appuyer, afin d'éprouver des interactions positives avec son environnement. En s'appuyant sur les compétences sportives de Moussa, Rachel pose un regard *non pathologisant* sur lui et, l'accompagne à partir de cette ressource interne en évitant de se centrer exclusivement sur ses limites, ses difficultés et sa souffrance psychique.

Des concepts fondés sur une approche centrée sur la personne, où le sujet est lui-même expert de sa maladie, reconnaissent et soutiennent dans le cadre d'une relation non-pathologisante, les capacités de l'organisme (plus spécifiquement du psychisme) à se restructurer[1]. Ces travaux proposent de revisiter le concept d'actualisation de soi de Goldstein, mis en perspective avec le concept de tendance actualisante de Carl Rogers (psychologue américain du 20e siècle). Le concept de Rogers, est lui-même inspiré des travaux de Goldstein, dont il a adapté la théorie à un dispositif thérapeutique basé sur les potentialités de l'organisme à se restructurer en fonction des conditions environnementales changeantes. L'approche thérapeutique rogerienne fait appel à la transposition de l'expérience organismique auto-restructurante du patient, dans le cadre de la relation transférentielle.

En référence à ce cadre théorique, nous pouvons émettre l'hypothèse qu'en mettant la pratique du football au centre de son environnement, Moussa se recrée un environnement congruent avec son organisme, dans la mesure où il est en

---

[1] CRISP Ross, « Rogers et Goldstein en retour », *op. cit.*, 2020, p. 62-84.

capacité de répondre aux sollicitations de cet environnement. Il ne s'agirait donc pas simplement de fuir ses angoisses en pratiquant le sport, ou de tenter de s'évader de soi, mais de reconstruire autour de soi un environnement qui ne soit pas générateur d'angoisse. Il s'agit pour Moussa de faire émerger de nouvelles relations entre son organisme et son environnement qui ne se limitent pas à des situations d'angoisses ou de pertes.

Rachel reconnaît les compétences de Moussa au niveau sportif d'une part, mais aussi au plan psychoaffectif. Ainsi, son point de référence n'est pas qu'une norme externe à Moussa, qui serait par exemple un protocole standardisé de soin du psychotraumatisme, mais la norme interne et environnementale de Moussa.

Les travaux de Goldstein et de ceux qui s'y réfèrent, amènent une approche non *pathologisante* de la personne et des implications que cela pourrait avoir sur la relation d'accompagnement éducatif. Sans se prévaloir d'une visée thérapeutique, en renforçant la création d'un environnement congruent avec les contraintes de l'organisme, cette approche ouvre de nouvelles alternatives d'accompagnement des personnes qui refusent catégoriquement les soins psychiques, sans pour autant relever d'un dispositif de soins sous contrainte.

Pourquoi la contrainte aux soins psychiques, n'a-t-elle pas été retenue concernant Moussa ? Pourrait-elle constituer une réponse satisfaisante face au refus de soin d'un psychotraumatisme ? En effet, cette situation ne constitue-t-elle pas un danger pour l'individu lui-même ? Enfin, comment les soins psychiques sous contrainte sont-ils encadrés juridiquement et quelles tensions éthiques sont-ils susceptibles d'engendrer ?

3.4 Les soins sous contrainte.

En droit, la notion de contrainte aux soins renvoie à l'incapacité pour l'individu de prendre une décision de soin pour lui-même[1]. La société, en l'espèce le directeur d'établissement psychiatrique ou le Préfet[2], prend alors cette décision pour lui. Ici la contrainte, dont le corollaire est la privation de liberté et l'amputation de l'autonomie de la personne, reposerait donc sur un paradigme de *protection* et non de la *punition.* Pour comprendre les fondements des liens tissés entre droit et contrainte, revenons à la doctrine kantienne du droit et aux textes fondateurs que sont la Déclaration universelle des droits de l'homme et la Déclaration des droits de l'homme et du citoyen.

Dans sa doctrine du droit[3], Kant associe droit et contrainte. Mais comment la contrainte peut-elle coexister avec la préservation de la dignité de la personne, attendu que Kant a lui-même tissé des liens entre les notions de liberté, d'autonomie et de dignité ? Ces liens théoriques apparaissent ainsi dans l'impératif catégorique : « Agis de telle sorte que tu traites l'humanité, aussi bien dans ta personne que dans la personne de tout autre, toujours en même temps comme une fin et jamais simplement comme un moyen[4]. » En affirmant dans l'impératif catégorique l'absolue nécessité de ne pas traiter l'humanité en l'homme comme un moyen, Kant énonce l'interdit de le rétrograder au rang d'objet et consacre la dignité humaine comme l'essence même de l'action qui guide notre rapport à autrui.

---

[1] Articles L3212-1 à L3212-12 – Code de la santé publique.

[2] Articles L3212-1 à L3212-12 – Code de la santé publique.

[3] KANT Emmanuel, *Métaphysique des mœurs. II. Doctrine du droit Doctrine de la vertu*, Flammarion, Paris, 1994.

[4] KANT Emmanuel, *Fondement de la métaphysique des mœurs*, Delagrave, Paris, 1975.

Mais pour honorer cet impératif catégorique, il faut lui subordonner la maxime de son action : « Agis comme si la maxime de ton action devait être érigée par ta volonté en loi de la nature[1] ». Il ne s'agit pas ici de considérer que la loi morale doit être analogue à celle de la nature, mais de mettre à l'épreuve sa *volonté*, de sorte que la maxime de son action puisse être élevée au rang d'universel – c'est-à-dire sans contradiction – et qu'elle soit de ce fait bonne et donc, morale. C'est donc parce que l'homme fait ses choix selon sa propre volonté, qui répond elle-même au principe de volonté bonne, qu'il est libre et autonome dans ses choix. Dans cette maxime de l'action, Kant rattache donc le concept de dignité à celui d'autonomie.

Dans le deuxième tome de la *métaphysique des mœurs*, Kant élabore une réflexion autour de la doctrine du droit. Il définit le droit comme : « l'ensemble conceptuel des conditions sous lesquelles l'arbitre de l'un peut être concilié avec l'arbitre de l'autre selon une loi universelle de la liberté[2] ». Kant introduit ici la notion de *conciliation* de la liberté, qui doit être volontairement limitée par l'usage de l'arbitre qui régule son action à la faveur de l'arbitre d'autrui. Cette définition du droit semble donc présupposer une nécessaire limitation de la liberté. Il poursuit en livrant la loi universelle du droit : « Agis extérieurement de telle manière que le libre usage de ton arbitre puisse coexister avec la liberté de tout homme selon une loi universelle[3] ».

Dans la perspective kantienne, le droit semble être l'instrument, « l'ensemble conceptuel », qui règlemente l'*usage* de la liberté. Ainsi, cet usage de la liberté n'est pas

---

[1] KANT Emmanuel, *Fondement de la métaphysique des mœurs*, Delagrave, Paris, 1975.

[2] KANT Emmanuel, *Métaphysique des mœurs. II. Doctrine du droit Doctrine de la vertu*, Flammarion, Paris, 1994.

[3] *Ibid.*

étranger à la notion de contrainte, qui serait alors exercée volontairement par le libre arbitre.

Cette corrélation entre liberté et contrainte semble sous-tendre la doctrine kantienne du droit. Il poursuit en affirmant clairement cette position conceptuelle : « Le droit est associé à la faculté de contraindre[1] ».

Kant poursuit son argumentation ainsi : « Si un certain usage de la liberté est lui-même un obstacle à la liberté se déployant selon des lois universelles (autrement dit : est injuste), la contrainte qui est opposée à cet usage, en tant qu'entrave apportée à ce qui fait obstacle à la liberté, s'accorde avec la liberté se déployant selon des lois universelles, autrement dit : est juste ; en conséquence, une faculté de contraindre celui qui lui porte préjudice est immédiatement associée au droit d'après le principe de contradiction[2] ».

Par conséquent, la contrainte d'une personne serait juste et même justifiée, lorsque l'action de cette personne porte préjudice à l'expression de la liberté d'autrui, par exemple, en menaçant sa sécurité. Kant semble établir une distinction entre un concept de liberté individuelle, qui s'exprime à travers l'*usage* de la liberté, et un concept de liberté « se déployant selon des lois universelles », c'est à dire qui ne tolère aucune contradiction ni aucune exception. Plus qu'une distinction, Kant semble établir une hiérarchie entre ces deux concepts. Hiérarchie selon laquelle, le concept de liberté répondant à une loi universelle dominerait l'expression individuelle de la liberté, à travers son usage.

Selon la conception kantienne, la faculté de contraindre est admise en droit, sans porter atteinte à l'impératif catégorique et par voie de conséquence à la dignité humaine, lorsque les actes d'un individu sont susceptibles de porter atteinte à la liberté des autres.

---

[1] *Ibid.*

[2] *Ibid.*

Nous retrouvons la corrélation entre liberté et contrainte dans la DUDH et la DDHC :

A l'article 29 pour la DUDH : « 2. Dans l'exercice de ses droits et dans la jouissance de ses libertés, chacun n'est soumis qu'aux limitations établies par la loi exclusivement en vue d'assurer la reconnaissance et le respect des droits et libertés d'autrui et afin de satisfaire aux justes exigences de la morale, de l'ordre public et du bien-être général dans une société démocratique. »

Et à l'article 4 de la DDHC : « La liberté consiste à pouvoir faire tout ce qui ne nuit pas à autrui : ainsi, l'exercice des droits naturels de chaque homme n'a de bornes que celles qui assurent aux autres membres de la société la jouissance de ces mêmes droits. Ces bornes ne peuvent être déterminées que par la loi. »

Ces fondements juridiques se traduisent dans le code de la santé publique, concernant l'admission en soins psychiatriques de personnes majeures sans consentement, dans le cadre règlementé de la loi du 05 juillet 2011[1]. Le législateur distingue alors deux modalités d'entrée dans le dispositif : l'une à la demande d'un tiers ou en cas de péril imminent des soins[2], l'autre, à la demande du représentant de l'Etat[3]. Dans le premier cas, la décision revient au chef d'établissement. Elle fait suite à deux certificats médicaux. La personne concernée par les soins doit être dans l'impossibilité de consentir en raison de ses troubles mentaux et nécessite des soins immédiats. Dans le second cas, les soins à la demande du représentant de l'Etat[4]

---

[1] LOI n° 2011-803 du 5 juillet 2011 relative aux droits et à la protection des personnes faisant l'objet de soins psychiatriques et aux modalités de leur prise en charge (1).

[2] Articles L3212-1 à L3212-12 - Code de la santé publique.

[3] THERON Sophie, « 1. La décision d'entrée dans le dispositif », *Les soins psychiatriques sans consentement*, Dunod, Paris, coll. « Aide-Mémoire », 2017.

[4] Articles L3213-1 à L3213-11 - Code de la santé publique.

(anciennement hospitalisation d'office) font suite à la nécessité des soins, à l'atteinte portée de façon grave à l'ordre public ou à la compromission de la sûreté des personnes.

Concernant les mineurs, les soins psychiatriques sont considérés libres par principe, même s'ils sont décidés par le titulaire de l'autorité parentale, contre le gré de l'enfant. De manière très exceptionnelle, le représentant de l'Etat peut être à l'initiative d'une mesure de soins sans consentement pour un mineur[1]. Par ailleurs, le juge des enfants peut également demander à placer l'enfant si l'intérêt de ce dernier l'exige, dans un établissement psychiatrique au titre des mesures d'assistance éducative[2].

Cependant, la question de la dignité de la personne pesant dans le rapport de proportionnalité entre l'usage de la contrainte et le respect de la liberté, l'hospitalisation sous contrainte reste relativement rare. Bien que la politique de la santé relève de la responsabilité de l'état, tel que le souligne l'article L. 1411-1 du code de la santé publique, on peut se demander si le droit *souple*[3] s'est infiltré dans le domaine de la santé mentale, remettant ainsi au centre la question de l'adhésion aux soins[4].

La doctrine du droit contemporain, en matière de santé mentale, connaîtrait-elle un mouvement de fondamentalisation suscitant une réaffirmation des droits fondamentaux des personnes souffrant de troubles

---

[1] *Ibid.*

[2] Article 375 - Code civil.

[3] Ensemble de règles dont la force normative peut être remise question, comme des directives, des circulaires, guides de bonnes pratiques et autres préconisations émanant par exemple, d'institutions telles que des AAI.

[4] RENAUDIE Olivier, « Le contentieux du droit souple en santé mentale : quels enseignements? », *Justice et cassation*, 2023

mentaux[1] ? Selon ce point de vue, l'avènement de l'Etat régulateur depuis les années 70[2] impliquerait une nouvelle manière de produire du droit et un nouveau rapport au droit. Nous entendons sous le terme d'Etat régulateur, un nouveau modèle étatique rendant compte du déclin d'un Etat vertical et autoritaire, et de l'avènement d'un Etat recherchant le maintien de la cohésion sociale et l'harmonie des rapports sociaux[3]. Effectivement, nous voyons émerger de nouveaux acteurs susceptibles de produire de nouvelles normes de droit, telles que les AAI comme le CCNE ou l'HAS, sans qu'ils ne relèvent pour autant d'une institution juridique au sens strict, susceptible de produire du droit *dur*. Ces acteurs, à travers par exemple la figure de l'expert ou la production de guides de bonnes pratiques, interviennent cependant directement dans la politique de santé mentale et redessinent les contours de la production du droit dans ce domaine[4].

Le rapport entre droit et santé mentale reposant sur un régime moins autoritaire, assistons-nous pour autant à une montée en puissance des droits fondamentaux, concernant la proportionnalité des contraintes pesant sur la liberté ? C'est ce que semblerait en témoigner la jurisprudence et notamment la QPC du 26 novembre 2010[5] qui a précédé la refonte de la loi du 5 juillet 2011, relative aux droits et à la protection des personnes faisant l'objet de soins psychiatriques et aux modalités de leur prise en charge.

---

[1] *Ibid.*

[2] CHEVALLIER Jacques, « L'état régulateur », *Revue française d'administration publique*, n° 3, vol. 111, 2004, p. 473-482.

[3] *Ibid.*

[4] RENAUDIE Olivier, « Le contentieux du droit souple en santé mentale : quels enseignements? », *op. cit.*, 2023.

[5] Décision n° 2010-71 QPC du 26 novembre 2010 - Conseil constitutionnel.

Le Conseil d'Etat a saisi le juge constitutionnel concernant une affaire au sein de laquelle la requérante conteste le principe et les modalités d'hospitalisation à la demande d'un tiers, la faiblesse des droits de la personne hospitalisée et l'association des établissements privés à cette mission[1].

Cependant, cette décision du Conseil constitutionnel porte sur l'article 66 de la constitution (à savoir la détention arbitraire) et non sur l'atteinte de la dignité de la personne se voyant contrainte de recevoir des soins psychiatriques à l'encontre de sa volonté[2]. En effet, nous pouvons nous demander si le soin sans consentement serait susceptible de porter atteinte à la dignité de la personne, de par la privation de sa liberté d'aller et venir, ou de par le principe même de l'administration d'un soin sans son consentement. Autrement dit, dans le cadre d'une hospitalisation sous contrainte, l'atteinte à la dignité de la personne émane-t-elle du principe de privation de liberté ou du principe-même d'administration d'un soin sans consentement ?

Nous faisons ici un lien avec les apports de Canguilhem et Goldstein : la définition d'un état pathologique doit-elle émaner de la norme du sujet ou d'une norme extérieure ?

Cette question nous amène à nous interroger sur les rapports entre norme et pouvoir. Ces rapports ont été interrogés par Foucault dans l'ouvrage issu de sa thèse de doctorat de philosophie, *Histoire de la folie à l'âge classique*[3].

Dans ce travail, Foucault tend à démontrer qu'à partir de la Renaissance, la définition de la figure du fou ne repose pas sur des connaissances médicales, mais sur la

[1] BIOY Xavier, « La juridicisation accrue de l'hospitalisation sous contrainte », *op. cit.*, 2011.

[2] *Ibid.*

[3] FOUCAULT Michel, *Histoire de la folie à l'âge classique*, Gallimard, coll. « Tel », 1976.

reconnaissance d'un écart à la norme, qui permet au reste de la société de définir sa propre normalité. Selon Foucault, en stigmatisant et en excluant les divers visages de la folie de la société par une pratique institutionnelle de l'enfermement asilaire ; l'homme *sain d'esprit* se rassure doublement : à la fois assuré de sa propre normalité, il se pense également protégé de la folie de l'autre. Par conséquent, posant les prémices de son travail à venir sur la notion de dispositif de pouvoir – qui sera pleinement développée dans *Surveiller et punir* – Foucault pose également la question d'un rapport de pouvoir de la psychiatrie sur la folie.

Critiqué à de nombreux endroits, notamment par des psychiatres qui accusent Foucault de *psychiatricide* et salué à d'autres endroits, par sa richesse historique et l'originalité de sa réflexion, cet ouvrage a ouvert de nombreux débats concernant l'approche de la maladie mentale dans nos sociétés contemporaines. Il est d'ailleurs intéressant de constater que les travaux de Foucault datent des années 1970, identifiées comme la période du déclin d'une forme autoritaire de l'exercice de l'Etat et l'avènement d'un Etat régulateur en matière de santé mentale. Nonobstant son versant polémique, cet ouvrage introduit le rapport entre norme et troubles mentaux et questionne, concernant la mise en place de soins psychiques, la dimension de la contrainte.

En ce qui concerne Moussa, sa santé psychique ne remet pas en cause la sécurité d'autrui et ne présente pas un péril imminent pour sa survie. Il ne présente pas non plus de signe indiquant qu'il serait dans l'impossibilité de consentir aux soins en raison de ses troubles mentaux. L'administration de soins sans son consentement est donc exclue. Cependant, la protection de sa santé et notamment de sa santé psychique demeure une préoccupation constante au sein de son accompagnement à l'Aide sociale à l'enfance.

Cette réflexion autour de l'effet d'une norme contraignante et d'une normativité susceptible d'avoir des effets actualisant sur la personne en souffrance, nous amène à reconsidérer les effets et les valeurs de la norme qui peut être source d'invention d'une nouvelle norme de vie ou à l'inverse, à l'origine d'un rapport de pouvoir d'une norme sur une autre. Ainsi, une approche centrée sur la personne ouvre de nouvelles alternatives concernant l'accompagnement des personnes souffrant de psychotraumatisme et en refus de soins. Cette approche, en se centrant sur les compétences de la personne en souffrance, permettrait de l'accompagner à expérimenter de multiples expériences positives avec son environnement. Ce positionnement permettrait alors de se décaler d'un rapport de force consistant à tenter d'imposer un dispositif de soin et à tenir compte de la subjectivité de la personne, pour la placer au cœur de l'accompagnement.

La situation abordée par Rachel nous permet d'interroger à la fois le concept de norme actualisante et la question de la contrainte aux soins psychiatriques. Comme nous l'avons vu, le soin psychiatrique sous contrainte est très règlementé. Il ne doit être questionné qu'en dernier recours et dans la mesure où il porterait atteinte à l'expression de libertés fondamentales.

Nous avons vu que la question du droit à la protection de la santé pose également la question du droit à refuser les soins. Afin de dénouer le paradoxe soulevé par la coexistence de ces deux principes de droit au sujet de la santé, nous avons cherché à mettre en évidence le double paradigme fondant l'accès aux soins : un paradigme de protection, sur lequel repose le principe d'égalité d'accès aux soins et un paradigme d'autonomie, sur lequel repose le principe de liberté de refuser les soins. Ces deux paradigmes de protection et d'autonomie, sont eux-mêmes fondés sur un seul principe : celui de respect de la dignité humaine. Par conséquent, c'est au regard du principe de dignité que se fonde la légitimité d'appliquer un principe d'égalité ou un principe de liberté. Si ce droit s'exerce auprès d'une personne vulnérable, il semble légitime de favoriser l'accès aux soins en faveur d'un principe d'égalité, sous l'égide d'un paradigme de protection. Mais le paradigme de protection ne doit pas porter atteinte à la dignité de la personne et la notion de *consentement* est la clé de voûte sur laquelle repose la préservation de cette dignité.

Au regard des critères de minorité et d'isolement – du fait de la dangerosité du parcours migratoire et des conditions d'existence à l'origine de l'exil – les mineurs isolés sont exposés au risque de développer un psychotraumatisme. Cependant, ce trouble psychique – en tant qu'il effracte le monde du sujet – se révèle dans un espace-temps affectant le rapport au corps, au langage et à autrui et par là-même, la perception et la verbalisation de la souffrance vécue. Il peut donc – par voie de conséquence – entraver une demande de soin ou bien l'adhésion du sujet à une telle proposition, mais il relève également de la liberté du sujet d'accéder ou non à des soins psychiques. Dans ce cas précis, comment le référent ASE peut-il répondre à sa mission de protection de la santé ou de prévention ?

Dans cette situation, au regard des critères de vulnérabilité soulevés par la situation des mineurs isolés, il semblerait légitime de se poser la question d'une primauté, voire une hiérarchie, du paradigme de protection sur celui d'autonomie. Mais la question de la primauté du paradigme de protection sur celui de liberté soulève une tension éthique, en ce qu'elle suscite une notion de *contrainte* aux soins de nature à porter atteinte à l'autonomie et donc, à la dignité de la personne.

Cette réflexion entreprise au sujet des effets de notre rapport à la norme, nous amène à questionner un lien entre norme de santé mentale, contrainte et pouvoir. La mise en évidence de ce lien nous conduit à un travail de réinterrogation permanant de l'éthique de la relation d'accompagnement vers le soin. Quel but est visé par cet accompagnement ? S'agit-il de satisfaire une volonté de *mise aux normes* des phénomènes psychiques suscitant des troubles de différents ordres ? Ou s'agit-il de questionner nos pratiques et notre rapport à la norme, pour tenter d'accueillir et d'accompagner adéquatement différentes subjectivités au sein de l'environnement dans lequel elles évoluent ?

Ce troisième chapitre nous a permis de mettre en perspective la notion de psychotraumatisme, au regard du concept de norme. Ainsi, nous avons pu mettre en évidence que les travaux de Canguilhem et Goldstein se rejoignent pour déplacer l'agent définissant son entrée dans la maladie de la norme extérieure, à la norme intérieure. Cet apport théorique nous permet de prolonger notre réflexion concernant l'accompagnement vers les soins du psychotraumatisme, en nous questionnant sur notre propre rapport à la norme et sur la contrainte qu'elle exerce sur autrui. L'enjeu éthique consiste donc à passer d'un rapport à la norme contraignant, à un rapport à la norme actualisant, c'est-à-dire, générateur de nouvelles normes de vie.

Il s'agit de questionner l'éthique de la relation d'accompagnement vers les soins à l'aune de l'aporie soulevée par la nécessité de protéger la santé d'une personne vulnérable, tout en veillant à ne pas porter atteinte à son autonomie. La seule notion de contrainte n'apporte pas de réponse satisfaisante à cette question. Cependant, les concepts d'actualisation de soi (Goldstein) et de normativité (Canguilhem) nous amènent de nouvelles perspectives quant à la possibilité d'envisager la norme, non pas sous l'égide de la contrainte, mais sous celle d'une puissance d'invention et de reconstruction.

Aussi, nous allons voir dans le quatrième et dernier chapitre de cet ouvrage, que cet enjeu de reconstruction du sujet traumatisé passe opportunément par la rencontre éthique, qui participe à la restauration du rapport au temps et à autrui.

CHAPITRE 4

Le temps du récit : de la responsabilité éthique à l'éthique de la responsabilité.

Dans le second chapitre de cet ouvrage, nous avons décrit le *temps de l'effraction* comme le premier temps du psychotraumatisme. Il se distingue notamment par la rupture de l'écoulement du temps impliquant le sujet dans le rapport à autrui.

Nous avons également observé que la surcharge d'excitation traumatique pouvait s'inscrire dans le corps et entraver la liaison pulsionnelle en tant qu'elle est subordonnée à l'activité symbolique du langage.

Enfin, nous avons vu que l'état de dissociation affecte quant à lui le sujet dans son rapport au temps et à autrui, le projetant hors temps et hors langage, la description des faits traumatiques – sans affect – ne constituant pas un récit structuré dans une temporalité ouvrant à la présence de l'Autre.

En d'autres termes, l'effraction traumatique induit une rupture de la *chronicité* du récit, au sens de la capacité à établir une chronique de son vécu répondant à un principe de temporalité ordonnée incluant un passé, un présent et une possibilité de projection dans l'avenir.

Nous allons, dans cet ultime chapitre, nous intéresser à un autre temps du psychotraumatisme – le temps du récit – qui augure de la possibilité, pour la personne traumatisée, de construire un récit structuré et structurant de l'évènement traumatique. Il s'agit de renouer avec le temps et avec autrui, et de reconstruire une cohésion identitaire incluant l'épreuve traumatique.

Nous allons donc nous intéresser d'une part aux conditions d'émergence du récit du vécu traumatique et d'autre part, à l'attitude étique qui entoure et soutient l'apparition et l'accueil de ce récit.

Enfin, nous verrons que la réception de ce récit engage le sujet dans un rapport de responsabilité vis-à-vis de la vulnérabilité d'autrui.

4.1 Ethique du récit.

La mise en récit du psychotraumatisme constitue un enjeu de *guérison*, non pas au sens d'un retour à une innocence perdue, mais au sens d'une *reconstruction*. L'intégration de l'évènement traumatique et la création d'une nouvelle norme de vie, incluant la perte subie, constituent l'épilogue de cette mise en récit.

En quoi l'éthique et le récit ont-ils partie liée ?

Ricœur appréhende la notion de récit à partir de la notion de temps et non comme une construction purement intellectuelle.

Selon lui, le récit s'ouvre à partir de l'agencement de la temporalité. Dans son œuvre *Temps et Récit*[1], Ricœur met en discussion la théorie augustinienne du temps et la théorie aristotélicienne de l'intrigue. Il démontre que l'approche augustinienne du temps, appréhendée par sa définition physique, est impuissante à rendre compte de sa perception psychologique. En revanche, en prenant appui sur la théorie aristotélicienne de l'intrigue, il construit un lien entre la structure du récit et celle du temps. Dans *Temps et récit*, il écrit qu'il tente de faire « adéquatement recouvrir

[1] RICŒUR Paul, *Temps et récit. Tome I*, Éditions du Seuil, Paris, coll. « L'ordre philosophique », 1983.

l'aporétique du temps par la poétique du récit[1]. » La poétique à laquelle fait référence Ricœur est celle développée par Aristote, qui expose l'imitation du monde (*mimesis*) dans l'action propre à la tragédie.

Selon ses termes, « le temps raconté est comme un pont jeté par-dessus la brèche que la spéculation ne cesse de creuser entre le temps phénoménologique et le temps cosmologique[2] ». Ainsi, l'activité poétique de la mise en récit permettrait de suturer la déchirure qui sépare le temps vécu du temps physique, par le truchement d'un temps raconté. La narrativité s'aborde alors comme une triple *mimesis* poursuivant des étapes de préfiguration, configuration et refiguration[3] à travers le récit. Cette reconfiguration du temps et du monde, par le récit, permettrait de déboucher sur une reconfiguration du soi. A travers le concept « d'identité narrative », qu'il développe ensuite dans *Soi-même comme un autre*[4], Ricœur soutient que la mise en intrigue du soi participe à la cohésion identitaire. L'unité du soi se construirait donc par le récit.

Dans cette perspective, le discours de narration permettrait une opération de synthèse de l'action et de la parole consolidant l'unité du soi. Nous pouvons ici établir un lien avec la révélation du « qui », conceptualisée par Hannah Arendt, définissant l'unicité de l'être par le langage et l'action qui y est associée. Dans *Temps et récit*, Ricœur fait lui-même référence à la définition du « qui » de Arendt. Il écrit : « Dire l'identité d'un individu ou d'une communauté, c'est répondre à la question “qui” a fait telle

---

[1] RICŒUR Paul, *Temps et récit. Tome 3. Le temps raconté*, Éditions Points, Paris, coll. « Points Essais 229 », 1991.

[2] *Ibid.*

[3] ROBILLIARD Stéphane, « Témoignage et attestation », *Philosophie*, n° 1, vol. 88, 2006, p. 107-123.

[4] RICŒUR Paul, *Soi-même comme un autre*, *op. cit.*, 2015.

action ? *Qui* en est l'agent, l'auteur ? [...] Répondre à la question "qui", comme l'avait fortement dit Hannah Arendt, c'est raconter l'histoire d'une vie. L'histoire racontée dit le *qui* de l'action. *L'identité du* qui *n'est elle-même qu'une identité narrative*[1] ».

Dans *Condition de l'homme moderne*, Arendt pointe le paradoxe de la « pluralité humaine », à savoir le fait que les hommes sont à la fois égaux, dans le sens de *mêmes,* et distincts, c'est-à-dire *uniques*. Et c'est justement parce qu'ils sont un peu mêmes qu'ils peuvent se comprendre et parce qu'ils sont distincts, qu'ils ont besoin de se faire comprendre. Dans cette tentative de se faire comprendre, l'action s'associe à la parole pour que l'homme puisse montrer qui il est et en un sens, *se* raconter. Le « qui » émerge donc de la distinction humaine, c'est-à-dire de l'alliage unique de l'action et de la parole d'un individu : « en agissant et en parlant, les hommes font voir qui ils sont[2] ».

La conception de Ricœur rejoint celle d'Arendt, en ce sens que le « qui » se révèle par la synthèse de l'action et du récit. Cependant pour Ricœur, la construction d'un discours de narration permettant de déboucher sur une cohésion identitaire, passe par la construction d'une *structure dialogique de l'identité*. C'est-à-dire que la mise en intrigue du soi se nourrit de la relation au soi d'autrui pour former, par la synthèse d'un soi raconté, l'identité narrative.

Ricœur pointe ainsi une relation dialogique entre le soi et le soi d'autrui, si bien que la construction identitaire d'un individu est subordonnée à la relation au soi d'autrui, dont il n'est jamais entièrement distinct.

---

[1] RICŒUR Paul, *Temps et récit. Tome 3. Le temps raconté*, *op. cit.*, 1991.
[2] ARENDT Hannah, *Condition de l'homme moderne*, Pocket, Paris, coll. « Agora 24 », 1988.

Dans cette perspective, la relation éthique à autrui s'élabore à partir de ce que le sujet fait de cette identification au soi d'autrui, à laquelle il doit donner une visée « bonne » et donc, morale.

A l'inverse, Levinas pointe *l'acuité de la solitude*, dans son texte intitulé *La solitude de l'exister*[1]. Il développe dans ce texte sa conceptualisation de la relation à l'Autre, Autre qui échappe sans cesse à la connaissance et qui nous impose une solitude dont on ne vient jamais à bout et qui nous limite dans la relation à autrui.

Par conséquent, la relation éthique à autrui émerge dans cette irréductible solitude des êtres, à jamais séparés les uns des autres. En cela, Levinas s'écarte radicalement de la conception ricœurienne.

Selon Levinas, entrer dans une relation éthique avec autrui ne relèverait pas de l'*intention* du sujet. L'éthique s'impose à sa conscience. Dans *Autrement qu'être*, il écrit : « L'éthique c'est l'éclatement de l'unité originaire de l'aperception transcendantale – c'est-à-dire l'au-delà de l'expérience. Témoigné – et non thématisé – dans le signe fait à autrui. L'Infini signifie à partir de la responsabilité pour autrui, de l'un pour l'autre, d'un sujet supportant tout [...] ; sans avoir eu à décider de cette prise en charge [...] dans la mesure où elle s'impose[2] ».

L'éthique s'augure donc pour Levinas, avec la rencontre de l'altérité subie par la violence du traumatisme qu'impose la présence de l'Autre. Mais cette rencontre ne saurait être l'unique fruit d'un dialogue. Le « visage » ne s'appréhende pas à partir du récit, il ne se laisse pas contenir dans du Dit. Le « visage » s'impose au sujet et en un sens, l'oblige. Et

---

[1] LEVINAS Emmanuel, *Le temps et l'Autre*, *op. cit.*, 2014.

[2] LEVINAS Emmanuel, *Autrement qu'être ou au-delà de l'essence*, Librairie générale française, Paris, coll. « Le Livre de poche Biblio essais 4121 », 1990.

c'est justement parce qu'il n'a pas eu l'intention de prendre en charge la vulnérabilité de l'autre homme, que le sujet entre dans l'éthique. Chez Levinas, c'est le « visage » qui sous-tend l'apparition du discours et non l'inverse[1]. Dans ce sens, le récit aurait bien partie liée à l'éthique, mais dans un rapport de causalité inverse à celui de Ricœur : l'émergence du récit est le prolongement de la rencontre éthique.

Dans *Totalité et Infini*, Levinas écrit : « Le fait que le visage entretient par le discours une relation avec moi, ne le range pas dans le même. Il reste absolu dans la relation[2] ». L'instant de la rencontre éthique, par lequel l'altérité s'impose au sujet et ouvre au temps de l'Autre, ne fait pas de l'altérité du « même », c'est-à-dire qu'elle reste irrémédiablement extérieure au Moi, elle demeure inthématisable et à jamais *radicalement* autre. « Proximité mais pas synthèse », précise Levinas dans *Répondre d'autrui*.

Pour Levinas, l'Autre demeure radicalement autre quoi qu'il arrive et la rencontre éthique ne peut advenir que dans le contexte de cette altérité radicale. Par ailleurs, l'entrée dans l'éthique n'est pas subordonnée au récit mais l'émergence du récit serait l'heureuse conséquence de la rencontre éthique.

A l'inverse, il semblerait que pour Ricœur, la dimension dialogique de l'identité entre soi et autrui soit au fondement de l'éthique. En d'autres termes, Ricœur considère que l'éthique se fonde sur le dialogue du soi de l'un et du soi de l'autre, comme s'il n'y avait pas de limite infranchissable qui les séparait. Dans cette perspective, la structure narrative de l'identité, fondée sur la capacité à mettre son

---

[1] BASTIANI Flora, *La conversion éthique*, *op. cit.*, 2012.

[2] LEVINAS Emmanuel, *Totalité et infini: essai sur l'extériorité*, Librairie générale française, Paris, coll. « Le Livre de poche Biblio essais », 1990.

soi en intrigue, est subordonnée à la mise en récit d'un temps raconté.

La synthèse dialectique des thèses ricœuriennes et levinassiennes, mise en perspective avec le témoignage de Françoise au sujet de sa rencontre avec Soraya, vient illustrer notre problématisation de l'éthique et du récit.

Nous avons vu dans le chapitre sur la dissociation, que Soraya ne *se* racontait pas – au sens d'un discours incarné révélant sa vulnérabilité – mais que, sous l'effet de la dissociation, elle dépliait son vécu avec des mots comme vidés de toute substance affective. En effet, après avoir relevé dans le second chapitre les effets de la dissociation sur la structuration du récit de la souffrance, nous allons maintenant tenter de comprendre comment la relation éthique a-t-elle pu se nouer entre Françoise et Soraya à la suite de leur première rencontre, alors-même que Françoise se questionnait sur son absence d'émotion face au récit de Soraya. Autrement dit, nous allons esquisser une réponse à la question posée en amont de cet ultime chapitre : comment construire une relation éthique avec autrui, si l'on n'est pas touché par sa vulnérabilité et quel en serait l'enjeu ?

> J'allais la voir pour manger avec elle. Je réalise d'ailleurs, en le disant, que je prenais le temps de faire avec elle des choses que je ne fais plus, parce que je n'en ai plus le temps ou que je ne le prends plus. On mangeait ensemble et on discutait. C'était hyper intéressant. Elle me parlait de son pays. De la vie ici, de la vie là-bas. Elle avait un petit copain. Alors elle parlait sur les relations sexuelles avec lui, sur son corps (elle était très très en surpoids), sur comment ses parents à lui ou ses parents à elle pouvaient admettre leur relation. On parlait de ça. Et c'était passionnant, vraiment.

Le temps informel décrit ici n'est pas représentatif à lui seul de l'accompagnement effectué par les référents ASE. Cet accompagnement se répartit entre des tâches administratives liées à l'exercice de la tutelle par le Conseil départemental, des accompagnements physiques vers différentes structures partenaires et des entretiens auprès des jeunes plus ou moins formels, en fonction de l'objectif visé. Dans le cadre de la relation éducative d'accompagnement, le temps informel décrit ici est un temps convivial consacré au jeune, en dehors de l'espace contraint du temps administratif. Par nature, il n'est pas formalisé et ne relève pas d'une obligation ou d'un devoir, bien qu'il constitue un outil dont le travailleur social dispose pour mener à bien ses missions. Il s'agit d'un temps *pour* l'autre, réservé à l'espace de la rencontre, susceptible de faire surgir l'instant éthique.

Ici, ce temps s'organise autour du discours de Soraya : « Elle me parlait de son pays. De la vie ici, de la vie là-bas. Elle avait un petit copain. Alors elle parlait sur les relations sexuelles avec lui, sur son corps (elle était très très en surpoids), sur comment ses parents à lui ou ses parents à elle pouvaient admettre leur relation. » Ce discours porte donc sur la question de l'exil, du rapport au corps, à la sexualité et à la transculturalité. Il est ici question de la complexité du parcours d'un mineur isolé, des tensions identitaires que cette situation implique. Le récit de Soraya semble aller au-delà d'un récit sur sa propre souffrance. Soraya témoigne de son expérience, à l'aune de sa condition de mineure isolée.

Si l'on se réfère à la thèse de Ricœur, l'enjeu du récit de Soraya pourrait être de redonner une cohérence à l'expérience vécue dans une suite de péripéties qui ne s'inscrivait pas dans un temps structuré comprenant un passé, un présent et un avenir. En témoignant de son expérience, Soraya procède à la « mise en intrigue du soi » permettant de déboucher sur une identité narrative. Ou pour reprendre les mots d'Hannah Arendt, lorsqu'elle *se* raconte, Soraya dit « qui » elle est.

Dans la continuité de la conception ricœurienne, la relation éthique avec Soraya s'ancrerait à partir de l'accueil de ce récit par Françoise et se prolongerait dans le devenir de ce temps raconté. Autrement dit, la relation éthique serait subordonnée à ce que Françoise décide de faire de ce récit, du point de vue de la morale. Pour Ricœur, ce récit serait le point inaugural d'entrée dans l'éthique.

Levinas défendrait probablement un autre point de vue. Selon sa conceptualisation, l'instant éthique s'amorcerait par l'apparition du « visage », c'est-à-dire, par la reconnaissance de la vulnérabilité en l'Autre et de la responsabilité que cette reconnaissance implique. Dans la situation relatée par Françoise, l'entrée dans l'éthique serait donc antérieure à l'avènement du discours. Dans le chapitre sur la dissociation, Françoise nous a confié avoir été *frappée* par son absence d'émotion à l'écoute du récit de Soraya : « Je me souviens l'avoir écoutée (...) et n'avoir rien ressenti du tout. Et ça m'a vachement questionnée. »

Dans cet extrait, Françoise semble être touchée *après coup*. Dans la phrase, « ça m'a vachement questionnée », c'est son absence même d'émotion qui semble agir comme le *traumatisme* propre à la prise de conscience de la vulnérabilité de Soraya, justement parce qu'elle ne la lui donne pas à voir. Sa vulnérabilité s'imposerait donc dans la trace laissée par cette absence d'émotion, en négatif, telle la révélation d'une photographie argentique. Dans la perspective levinassienne, ce serait cette rencontre éthique qui aurait ensuite permis l'avènement du récit de Soraya.

> C'était passionnant. Moi qui débarquais dans ce service, j'ai souvenir qu'elle m'a un peu... *formée.* Elle m'a aidée à comprendre ce que c'était qu'être un jeune

africain, une africaine (en plus !) en France. Elle me racontait le regard des gens sur elle, comment elle était regardée, comment elle le vivait. Est-ce qu'on se pose ces questions quand on arrive, jeune éducateur dans un service de mineurs isolés ? Je sais pas mais en tous cas, je prenais auprès d'elle des éléments pour comprendre ces jeunes de manière plus globale. D'ailleurs je la remercie en ça. [...] Je ressentais qu'elle avait un vrai intérêt à m'expliquer ce qu'elle me disait. C'était réciproque. Il y avait un *vrai* intérêt partagé.

D'ailleurs, je me souviens de la remercier à la fin de chaque entretien. Mais je la remerciais *vraiment*.

« Elle m'a un peu *formée* » nous dit Françoise, qui tire un enseignement de ses échanges avec Soraya, qui lui servira ensuite pour comprendre les autres mineurs isolés. Du point de vue ricœurien, l'éthique de la relation se prolonge donc ici dans l'opportunité de se saisir de cette rencontre pour lui donner une portée plus globale et une visée « bonne ».

Du point de vue de Levinas, la relation éthique décrite ici s'inscrirait dans la réception de la vulnérabilité de Soraya et l'accueil de la responsabilité de prendre en charge cette vulnérabilité. Cette réception de la vulnérabilité, en réponse à l'appel de l'Autre, est antérieure au récit. Elle a lieu au moment où Françoise se demande pourquoi elle n'est pas touchée par le récit de Soraya. Dans cette question qui la préoccupe, Françoise reconnaît la singularité de Soraya et l'accueille au-delà de toute l'incompréhension que cette singularité suscite. Et c'est la reconnaissance de cette unicité, qui préfigure l'entrée dans l'éthique.

En substance, l'enjeu de l'éthique et du récit pour Ricœur est celui d'une cohésion identitaire, alors que pour Levinas, il se situe dans la restauration du rapport à autrui.

Ici, la relation éthique se prolonge concrètement dans le temps consacré à Soraya, qui s'organise autour de son récit et prend corps dans une écoute propice à l'avènement de sa singularité et de sa subjectivité.

Les temps de rencontre relatés par Françoise ne décrivent pas à proprement parler l'émergence de la mise en récit du vécu traumatique.

Cependant ces temps d'échange permettent à Soraya de construire un récit à partir d'un vécu chaotique, et participent à la construction d'un lien permettant l'émergence de sa subjectivité et de sa singularité. Ces échanges, agrégés autour de la mise en récit du parcours de Soraya, révèlent progressivement une mise en cohérence des évènements vécus et leur inscription dans une temporalité qui inclut le temps de l'Autre. Ils sont le *préalable* à la mise en récit du psychotraumatisme qui sera structurée dans un espace thérapeutique. Autrement dit, ces échanges constituent l'occasion opportune de se prolonger dans un horizon plus global : celui de l'accompagnement vers les soins. Accueillir le récit de Soraya, c'est lui donner la possibilité d'investir ensuite un lieu de consultation psychologique vers lequel elle aura été orientée, au regard du respect du principe d'autonomie dans les soins. En ce qui la concerne, Soraya a accepté de rencontrer une psychologue à l'hôpital, dans le cadre de son opération de reconstruction.

Le témoignage de Françoise nous a permis de percevoir que Soraya est passée d'une description factuelle de son vécu traumatique, vidée d'affects, à un récit incarné sur sa condition de mineure isolée en France, récit qui se prolongera opportunément dans un espace thérapeutique. Au fil des rencontres, Soraya *se* raconte.

Nous avons vu que le temps institutionnel – du fait de la spécificité de l'accompagnement des mineurs isolés – était contraint par les obligations liées à la demande de régularisation du jeune sur le territoire français. Ce temps peut s'écouler de manière objective et indifférenciée pour tous les mineurs accueillis et se focaliser sur les démarches à accomplir pour l'accès à l'autonomie. Mais le témoignage de Françoise nous démontre qu'il peut aussi s'écouler différemment, à l'aune d'une rencontre éthique, qui rend possible la reconnaissance de la subjectivité de chacun, au sein même de ce temps d'accompagnement institutionnel de l'ASE.

Appréhender l'éthique du récit dans la relation d'accompagnement à l'ASE équivaut donc à saisir l'opportunité d'aménager un temps propice à l'émergence d'un récit singulier et structurant. La pertinence de cette relation éthique se prolonge dans la possibilité de suturer un rapport au temps et à autrui, préalablement affecté par l'effraction traumatique.

L'éthique du récit est corrélée à celle du témoignage, non pas au sens d'un discours portant sur son expérience, mais en réponse à l'appel d'autrui.

4.2 Ethique du témoignage.

Le sens du mot témoignage peut s'entendre d'au moins deux façons : témoigner *de* son expérience par exemple, revient à en faire le récit en l'adressant à autrui. Témoigner quelque chose à quelqu'un, comme le fait de témoigner sa confiance par exemple, revient à l'offrir comme signe donné à autrui. Chez Levinas, la notion de témoignage s'entend dans le second sens et ne s'appréhende pas à partir du récit.

« Le Dire sans Dit du témoignage signifie une intrigue autre que celle qui s'étale dans le thème[1] » écrit-il dans

[1] LEVINAS Emmanuel, *Autrement qu'être ou au-delà de l'essence*, *op. cit.*, 1990.

Autrement qu'être. C'est-à-dire que le témoignage ne se limite pas à la production d'un discours ou d'un récit, ni même au fait de témoigner *de* quelque chose. Pour Levinas, le témoignage consiste à témoigner sa présence à un autre. Témoigner, c'est signifier à autrui : « je suis là pour toi ». Cette conception du témoignage renvoie donc à la responsabilité éthique envers autrui.

Reprenons la définition de l'éthique qu'il donne dans *Autrement qu'être* et qui précise sa conceptualisation du témoignage : « L'éthique c'est l'éclatement de l'unité originaire de l'aperception transcendantale – c'est-à-dire l'au-delà de l'expérience[1] ». Levinas fait ici référence à Kant. L'unité originaire de l'aperception transcendantale renvoie à la conscience de soi, comme connaissance *à priori* de l'expérience, qu'il distingue d'une conscience de soi, qui se forme *à postériori* de l'expérience et donc *empirique*. Levinas pointe dans cette définition de l'éthique qu'elle fait voler en éclat toute conscience *à priori*. Elle « surgit de la rencontre » et en découle au sein d'une expérience toujours singulière. Cette définition de l'éthique porte en elle l'impossibilité de la circonscrire à un cadre normé, préalable à la rencontre d'autrui.

Il poursuit ainsi : « Témoigné – et non thématisé – dans le signe fait à autrui. L'Infini signifie à partir de la responsabilité pour autrui, de l'un pour l'autre, d'un sujet supportant tout […] ; sans avoir eu à décider de cette prise en charge s'amplifiant glorieusement dans la mesure où elle s'impose ». La notion de témoignage renvoie donc ici à la responsabilité de l'un *pour* l'autre, comme signe donné à autrui et va jusqu'à la *substitution* de soi pour l'autre. Ce dont témoigne le sujet, c'est de l'Infini. Infini de sa responsabilité envers autrui. C'est-à-dire que l'Autre passe toujours avant moi.

---

[1] *Ibid.*

Ainsi, pour Levinas, l'éthique surgit dans un rapport qui révèle l'exceptionnalité de l'autre homme. Le « visage », qui se révèle dans sa nudité m'impose la responsabilité de prendre en charge sa vulnérabilité.

A l'inverse pour Ricœur, l'entrée dans l'éthique ne s'impose pas au sujet. Elle résulte d'une relation dialogique avec le soi d'autrui et c'est en tant que témoin du témoignage d'autrui, que le sujet entre dans l'éthique. Il écrit : « Une structure dialogique du témoignage s'esquisse ici entre le témoignage-acte et le témoignage-récit. Quelqu'un donne un signe de l'absolu, sans le vouloir ni le savoir ; un autre l'interprète comme signe[1] ». Ici, le « témoignage-acte » s'entend du côté de celui qui témoigne et le « témoignage-récit », s'entend du côté de celui qui interprète le signe reçu par le « témoignage-acte » et qui pourra lui-même en témoigner. Donc celui qui reçoit le témoignage, au moment où il le reçoit, a une responsabilité dans sa façon d'accueillir le témoignage. La structure dialogique du témoignage renvoie à la conception ricœurienne d'une relation symétrique à autrui, qui se prolonge dans le concept d'identité narrative où le soi du sujet se construit dans un lien de réciprocité avec le soi d'autrui.

Ricœur, en lecteur attentif de Levinas, a lui-même abordé un autre point de désaccord entre sa pensée et celle de Levinas. Il y fait référence dans l'ouvrage intitulé *Lectures*[2], dans lequel il consacre un chapitre à la notion de témoignage chez Levinas. Il commente la notion de « substitution », employée par Levinas dans *Autrement*

---

[1] RICŒUR Paul, *Lectures 3, Aux frontières de la philosophie*, Ed. du Seuil, Paris, coll. « La couleur des idées », 1994, vol.3.

[2] RICŒUR Paul, *Lectures 3, Aux frontières de la philosophie*, Paris, Ed. du Seuil, coll. « La couleur des idées », 1994, vol.3. L'auteur souligne.

qu'être[1], témoignant de l'absolue priorité d'autrui sur soi, excluant toute dimension dialogique dans la relation. A ce sujet, Ricœur écrit : « Le *l'un pour l'autre* constitutif de ma responsabilité pour l'autre est de l'ordre de l'*assignation* et non de la *manifestation*[2] ».

Pour Ricœur, l'éthique relève d'une démarche volontaire et se manifeste à autrui. En ce sens, la relation éthique est une *adresse* faite à autrui. Alors que pour Levinas, elle résulte d'une *assignation* faite au sujet qui ne peut s'y dérober et ne s'inscrit pas dans un mouvement d'intentionnalité.

Nous avons souligné, à travers les récits des référents ASE, la difficulté pour certains jeunes d'entrer en relation. Cette distance relationnelle, héritière de la rupture de la capacité à faire confiance et à s'en remettre à un autre, entrave la relation d'accompagnement vers les soins.

Questionner les mineurs isolés sur les évènements traumatiques auxquels ils auraient pu être confrontés au cours de leur parcours n'est pas une pratique courante à l'ASE. La plupart du temps, si un tel récit apparaît au cours de l'accompagnement, il se fait spontanément, à l'initiative du jeune. Dans ce contexte, ce témoignage relèverait bien d'une *élection* de la personne susceptible d'accueillir toute sa vulnérabilité.

En poursuivant le récit de l'accompagnement d'Adama, Béatrice nous offre le récit d'une rencontre éthique qui s'inscrit dans le tissu du temps et qui nous permet d'illustrer le concept levinassien d'une *assignation* à la responsabilité de l'un, pour l'autre.

Dans le second chapitre de cet ouvrage, portant sur le premier temps du psychotraumatisme, nous avons vu à

---

[1] « «La subjectivité est d'emblée substitution » écrit Levinas, LEVINAS Emmanuel, *Autrement qu'être ou au-delà de l'essence*, *op. cit.*, 1990.

[2] RICŒUR Paul, *Lectures 3, Aux frontières de la philosophie*, *op. cit.*, 1994.

travers le témoignage de Béatrice, que le corps pouvait porter les stigmates de la surcharge d'excitation traumatique, du fait de l'incapacité du psychisme à intégrer et lier les pulsions non élaborées du trauma.

Dans son récit, Béatrice indique que les premiers temps de l'accompagnement ont surtout consisté à ce que les soins médicaux se mettent en place, pour prendre en charge l'éruption cutanée d'Adama.

Elle se remémore la suite de l'accompagnement d'Adama :

> C'est allé mieux suite à un entretien qu'on avait eu. Donc, là, il m'a révélé que... ben voilà : lors de la traversée il a perdu son petit frère, avec lequel il était parti et qui s'est noyé lors de la traversée de la méditerranée. Alors qu'il ne l'avait pas dit lors de son évaluation, j'avais jamais lu ça nulle part ! [...]
>
> Pour qu'il en vienne à me dire ça, c'est vrai que je lui avais dit : « ça fait un petit moment que tu as ces soucis de santé, cet eczéma sur le corps qui, malgré les analyses... on sait pas d'où ça vient. Il n'y a rien, aucune maladie. Et c'est vrai que depuis que je t'ai accompagné sur ce lieu d'accueil, je te trouve extrêmement triste. Moi, je trouverais ça bien, peut-être, que t'ailles voir quelqu'un. »
>
> Et là, il m'a déversé cet énorme paquet !

Béatrice ne recherchait pas le surgissement de ce récit. Adama la choisit spécifiquement pour recevoir le récit de son traumatisme.

Jusqu'à cet instant, Béatrice avait attendu le moment opportun pour aborder l'existence d'un lien possible entre l'expression symptomatique d'Adama et un vécu traumatique. Elle est partie de la demande d'Adama, qui portait sur son éruption cutanée. C'est donc par ce biais, qu'Adama entre dans les soins. Cependant, ne voyant pas d'amélioration de son état de santé et persistant à envisager une origine psychosomatique à cet eczéma, Béatrice décide d'orienter Adama vers un dispositif de soins psychiques. Tout en dédiant son attention à sa mission d'accompagnement vers les soins, Béatrice *témoigne* sa responsabilité à Adama.

Témoigner, c'est répondre « me voici » à l'*appel* de l'autre homme, indique Levinas. Béatrice semble avoir entendu l'appel d'Adama à travers l'expression de son corps souffrant et répond de sa vulnérabilité. Le récit de cet accompagnement illustre que la rencontre éthique ne résulterait pas – dans cette situation – d'une *intention* d'entrer dans l'éthique, mais de la manifestation de sa responsabilité vis-à-vis de la vulnérabilité perçue chez autrui.

Béatrice poursuit son récit :

> Il y avait une éducatrice remplaçante qui était présente. Il l'a sorti comme ça, il l'avait jamais dit ! C'était… il pleurait, il était bouleversé ! Et nous aussi ! Il nous a raconté les détails quoi, voilà ! Et il nous a dit qu'il porterait ça toute sa vie, cette responsabilité-là, que son frère se soit noyé. Waouh !
>
> Et ensuite il a plus eu cet eczéma…

Béatrice prend acte de la responsabilité dans laquelle le récit d'Adama l'engage. Elle témoigne sa responsabilité face à la vulnérabilité qu'il lui tend. Ce témoignage ne se dérobe pas face à l'appel d'autrui et vient nourrir la relation d'accompagnement et de protection.

Cependant, l'objectif d'orientation vers les soins psychiques n'a pas été atteint. Adama a refusé cette proposition d'orientation.

> Il a déposé cette bombe, et au final, ça s'est arrêté là. Il n'est pas allé voir quelqu'un ! [...] Et moi, je me dis : j'en ai rien fait de ce truc ! [...]

Le poids de la responsabilité d'autrui porte les germes de la volonté d'agir. La prise de conscience de la vulnérabilité d'un être débouche sur le *devoir* d'en répondre et dépasse la simple *intention* d'agir, il le *faut*. Mais accueillir le récit d'une telle souffrance n'est-ce pas là, tout ce que le sujet peut faire ?

> Bon, c'est vrai que depuis, il s'est ouvert. Il est plus détendu. Il est capable de m'appeler de lui-même. Alors qu'avant, il ne l'avait jamais fait. C'était impossible.

Il semblerait que l'entretien éducatif visant l'orientation vers les soins psychiques ait eu en lui-même, un effet thérapeutique, qui n'était pourtant pas recherché. Ce rétablissement soudain, provoque l'incrédulité de Béatrice :

> J'ai du mal à me dire que le fait de seulement déposer une parole puisse être thérapeutique.

Lorsque la vulnérabilité est immense, ne rien *faire* d'autre qu'écouter peut susciter un sentiment d'inaction, qui peut lui-même donner lieu à un sentiment de culpabilité. La détresse est telle, que rien ne semble pouvoir la résorber. Mais une écoute pleine et entière, qui ne se dérobe pas face au surgissement de la douleur, fait acte de témoignage de la responsabilité de l'un pour l'autre.

Le mot d'*indicible* est souvent employé pour qualifier les épreuves traumatiques de survivants. En effet, l'effraction psychique du psychotraumatisme fait voler le monde du sujet en éclat. Ce faisant, il brise la capacité du sujet à être dans une relation de confiance avec autrui, retenant le Moi captif d'un temps circulaire, vidé de la présence d'autrui. Ainsi le psychotraumatisme impacte le discours de narration et porte atteinte à la capacité de raconter l'horreur vécue. Mais l'instauration d'une relation éthique peut participer à la restauration de la capacité à dire. Cela implique également que le sujet engagé dans cette relation éthique témoigne sa capacité à entendre et à accueillir ce récit. L'enjeu éthique ici est double : il s'agit de faire en sorte, par le biais de la rencontre éthique, que le vécu traumatique ne demeure pas *indicible*, mais aussi d'endosser la responsabilité d'une posture éthique qui permette à ce discours de ne pas rester *inaudible*.

Quelles que soient les différentes mutations et dissensions théoriques qu'ait connu la psychiatrie depuis ses origines, l'effet thérapeutique de la mise en récit de la douleur psychique n'a jamais été démenti. Ricœur y voit l'opportunité de l'agencement d'une cohésion identitaire. Pour Levinas, cette narration découle d'une rencontre éthique et délivre le sujet de la captivité du Moi en réintroduisant la présence de l'Autre dans l'écoulement du temps.

Il ne s'agit pas ici d'attribuer des missions thérapeutiques aux référents ASE, mais d'analyser les implications éthiques de l'émergence du discours, sur la relation d'accompagnement vers le soin. En d'autres termes, la rencontre éthique, en tant qu'elle « surgit dans le rapport à autrui[1] » et non en référence à l'universalité d'une loi, débouche sur la restauration du temps et du rapport à autrui selon Levinas, et sur une cohésion identitaire selon Ricœur. Les conditions d'émergence de la rencontre éthique peuvent être favorisées, facilitées, dans l'aménagement d'un espace-temps propice à l'avènement de la *subjectivité* et l'unicité de l'être.

---

[1] LEVINAS Emmanuel, RICŒUR Paul, MOSES Stéphane et CHALIER Catherine, *Répondre d'autrui, Emmanuel Levinas*, *op. cit.*

Les deux points de désaccord entre la pensée de Levinas et celle de Ricœur développés ici portent sur la *temporalité* de l'éthique et son *intentionnalité*.

L'éthique poursuit donc sa propre temporalité : elle peut être antérieure à la rencontre ou lui être postérieure, dans le sens où elle procèderait de cette rencontre. Dans un cas, l'éthique préfigure la rencontre, l'oriente et lui donne forme ; dans l'autre, c'est la rencontre elle-même qui dessine les contours de la relation éthique, qui n'est jamais la même et produit une éthique *sur mesure*. L'enjeu de cette question autour de la temporalité, c'est la prise en compte de l'unicité du sujet. Il n'y aurait pas *une* éthique mais une multitude. L'éthique ne serait pas une mais plurielle.

La notion de temporalité de l'éthique annonce la dialectique de la *manifestation* et de l'*assignation*. Manifester sa responsabilité vis-à-vis d'autrui, c'est anticiper l'accueil de sa vulnérabilité, c'est agir en amont de la rencontre. Peut-être au risque de conditionner la relation d'accompagnement.

En revanche, le terme d'assignation a suscité une controverse autour de la passivité qu'elle impliquerait dans la relation. Comme si l'assignation relevait de l'attente exclusive d'être *touché* par l'éthique. Or, elle s'inscrit dans une cohérence ontologique découlant de l'irréductibilité de la solitude. Lorsque Levinas distingue la proximité avec l'Autre de la synthèse du soi de l'un avec le soi de l'Autre, il annonce implicitement le fait que nous ne pouvons pas anticiper la vulnérabilité d'autrui, la penser à sa place.

Mais tenter de théoriser une éthique de la relation d'accompagnement n'est-ce pas, en soi, anticiper sa survenue et risquer de faire preuve d'hypocrisie intellectuelle ? En d'autres termes, une telle posture éthique est-elle viable sur le terrain ou creuse-t-elle un sillon entre théorie et pratique ?

Théoriser la relation éthique – à partir des problèmes de terrain – n'engage pas nécessairement la pensée dans un processus d'anticipation de la rencontre éthique en présupposant à tous des attitudes ou des besoins prédéfinis. Il s'agit, bien au contraire, de se prémunir d'une uniformisation des individus et de la relation et de proposer un modèle théorique qui pense l'unicité des êtres comme une absolue priorité.

L'enjeu du témoignage s'actualise dans une éthique de la responsabilité vis-à-vis d'autrui. Comment cette responsabilité, au croisement du devoir moral, de l'éthique et du juridique, se révèle-t-elle dans la relation d'accompagnement ?

4.3 Ethique de la responsabilité.

Dans le cadre précis de l'accompagnement vers les soins du psychotraumatisme des mineurs isolés à l'ASE, la réponse à l'appel d'autrui est au carrefour d'une responsabilité éthique et d'une responsabilité juridique. Cette dernière s'incarne dans l'exercice de la tutelle. En tant que tuteur, le président du Conseil départemental (et par délégation le responsable du service d'accompagnement des mineurs isolés) doit veiller à la santé, à la sécurité et au bon développement des mineurs pris en charge. Comme pour tout détenteur d'une autorité parentale, ce devoir se déploie sous la forme d'une responsabilité juridique. Dans le même sens, si un mineur commet une infraction, la responsabilité civile du tuteur est engagée et des dédommagements financiers peuvent être dus.

Etymologiquement, le mot responsabilité est un dérivé du mot réponse et renvoie à l'obligation de « répondre de ». Il s'agit donc de répondre de ses actes ou de répondre d'autrui. Au sens premier, la responsabilité désigne par conséquent un devoir moral.

Au fil des évolutions sociétales, le sens de ce mot s'est étiré de la sphère morale à la sphère juridique : il ne s'agit plus seulement de répondre *de* ses actes ou *d'*autrui, mais il s'agit également d'en répondre *devant* la loi. La distinction qui s'opère dans le suffixe *de* ou *devant* annonce la mutation épistémique de cette notion. Cet élargissement du sens de la responsabilité aurait un lien matriciel avec les évolutions juridiques dans notre société. Par conséquent, le droit contribuerait à l'évolution de l'acception de la responsabilité.

Lorsqu'elle est appréhendée sur le versant juridique, la notion de responsabilité est fortement corrélée à celle de risque, elle-même omniprésente dans notre société contemporaine. Beck, dans son ouvrage *La société du risque*[1], y voit la conséquence des effets induits par la société *post*industrielle. Il met en exergue une rupture épistémique majeure, au moment du passage à la société postindustrielle. Jusqu'à la société industrielle, les risques provenaient de menaces extérieures (qu'ils soient climatiques ou sanitaires par exemple). Dans la société postindustrielle, les risques sont internes à notre société qui génère elle-même ses propres risques et a perdu sa capacité à les externaliser. Même les risques climatiques et sanitaires sont induits par l'activité humaine.

Latour commente ainsi l'ouvrage de Beck : « Les sociétés sont devenues des *manufactures* du risque[2]. » La société du risque c'est donc la croissance exponentielle du risque auto engendré par la société elle-même. Le risque s'infiltre partout, dans toutes les institutions humaines : en

---

[1] BECK Ulrich, *La société du risque: sur la voie d'une autre modernité*, Flammarion, Paris, coll. « Champs Essais », 2008.
[2] *Ibid.*

santé, en politique, dans la famille, à l'école ou dans le social par exemple.

L'effet de capillarité du risque conditionne nos actions. Prenons l'exemple du travail social : la peur d'être tenu responsable d'un dommage, ou au contraire, d'une inaction, induit de nouvelles normes. Pour parer d'éventuels risques juridiques, les procédures se multiplient. Elles impactent le sens de l'accompagnement social qui se dilue dans un flot de procédures. En ce sens, la notion de risque donne forme au fonctionnement institutionnel.

En surproduisant des procédures et du matériel juridique dans l'aide sociale, de nouveaux risques sont générés, qui eux-mêmes alimentent l'arsenal juridique et ainsi de suite. Le risque produit sa propre normativité.

Plus les risques se multiplient, plus la peur de la responsabilité est majorée. Car qui dit risque dit responsabilité juridique et peur de la sanction que cette responsabilité peut induire.

La peur que suscite la survalorisation du risque juridique dans notre société contemporaine a-t-elle pour corollaire une *dilution* de la responsabilité en tant que valeur morale ?

La notion de responsabilité juridique présuppose une relation de cause à effet entre une personne et ses actes. Cependant, sous l'effet que la peur du risque juridique engendre, ce lien de corrélation est systématiquement associé à l'*imputation* d'une causalité. Or l'imputation relève de la *culpabilité* et non de la responsabilité. Elle renvoie au champ lexical de la *faute*.

Par conséquent, la peur de l'imputabilité de la faute engendre une dilution de la valeur morale de la responsabilité. Ainsi, la peur du risque juridique suscite un glissement de sens : être responsable de ses actes ne renvoie pas nécessairement à la culpabilité. Il apparaît donc utile de rappeler qu'en droit, on peut être responsable sans être coupable et sans être pour autant en faute.

Il y a une différence majeure entre les notions de responsabilité et de culpabilité. Les confondre alimente la peur du risque et peut générer par voie de conséquence un désinvestissement de la responsabilité morale[1].

En poursuivant dans cette logique, nous pouvons nous représenter schématiquement l'évolution épistémique de la notion de responsabilité dans le temps par un axe horizontal partant d'une autorité morale vers une autorité juridique, dont les pôles ne se rejoignent pas.

Plus on tend vers une extrémité, plus on s'éloigne de l'autre. Ainsi, plus on circonscrit la responsabilité à un champ conceptuel juridique, plus on s'éloigne de sa dimension morale. Etchegoyen, dans son ouvrage *Le temps des responsables,* pointe les effets de la survalorisation du risque dans le domaine juridique : « Les risques dont on fait l'expérience présupposent un *horizon normatif* de sécurité perdue, de confiance brisée[2] ».

Cette perte de confiance, suscitée par la crainte du risque, a été très justement pointée et analysée par l'ANESM, dans ses travaux préliminaires aux recommandations de bonnes pratiques professionnelles publiées par l'HAS[3]. L'appel à l'éthique, dans le milieu social et médico-social, démontre à la fois une corrosion du sens des pratiques professionnelles et la pertinence de l'apport philosophique pour pallier cette situation.

Par conséquent, il semblerait que ces institutions tendent à focaliser toute la régulation des tensions rencontrées avec les usagers des services sociaux par le biais du juridique et génèrent ainsi sans cesse de nouveaux risques, eux-mêmes à l'origine d'une croissance exponentielle des procédures et

---

[1] ETCHEGOYEN Alain, *Le Temps des responsables*, Julliard, Paris, coll. « Agora 153 », 1993.

[2] *Ibid.*

[3] HAUTE AUTORITE DE SANTE, *Recommandations de bonnes pratiques professionnelles pour le secteur social et médico-social*, 2021.

d'une technicisation excessive des pratiques professionnelles ayant pour corolaires un appauvrissement du sens de l'action sociale, et, une érosion des vocations.

Comment retrouver du sens dans les pratiques sociales ? Peut-on renouer avec la valeur morale contenue dans le principe de responsabilité ? Autrement dit, comment inverser la tendance observée consistant à se focaliser sur le pôle juridique de la responsabilité et à atrophier son contenu moral ?

Afin de répondre à ces questions, il apparait nécessaire de définir quelle serait la valeur morale contenue dans le principe de responsabilité. L'essence de la morale c'est *l'universalité de ses principes*. Selon la métaphysique kantienne est *moral* ce qui peut être élevé au rang d'impératif catégorique, c'est-à-dire qui ne supporte aucune exception. Ce principe implique que la morale relève d'une règle prescriptive ou normative établie *à priori* de l'expérience. Ma responsabilité morale envers autrui consiste donc, en référence à l'impératif catégorique, à traiter son humanité « comme une fin, et jamais simplement comme un moyen ».

Mais il semblerait que l'appel à la morale, au sens du devoir, soit à lui seul impuissant à résorber la peur du risque juridique. La peur, en influant sur un sentiment d'insécurité, parait plus apte à faire agir que le sens du devoir. En d'autres termes, le *tu dois* ne fonctionne pas.

L'appel à l'éthique peut-il permettre de restaurer « la confiance brisée » soulignée par Etchegoyen ?

A l'inverse de la morale, l'éthique, en tant qu'elle surgit de la rencontre et du rapport à autrui, serait établie *à postériori* de l'expérience. Ramenée au principe de responsabilité, elle consiste à répondre d'autrui, de sa vulnérabilité.

Ainsi l'éthique s'élabore à partir de la singularité de la rencontre et, comme nous l'avons suggéré plus haut ne serait pas *une*, mais *plurielle*. Aussi, dans ce contexte, l'éthique ne s'impose pas à un autre mais à nous-même. C'est-à-dire qu'elle n'obéit pas à l'injonction du « *tu dois* prendre en charge la vulnérabilité d'autrui en vertu du principe moral qui la sous-tend », mais « *je ne peux pas faire autrement que* de répondre à cet autre qui m'appelle du fond de sa souffrance ». Par conséquent, le passage de la morale à l'éthique s'opère par le truchement de la rencontre.

C'est l'établissement d'une relation découlant d'une rencontre éthique qui permet de redonner du sens à l'action. Autrement dit, pour qu'elle retrouve la consistance de sa valeur morale, la responsabilité doit être intersubjective et se manifester *vis-à-vis* d'autrui et non par peur du rappel à la loi ou de la sanction.

Dans le cadre de l'accompagnement vers le soin du psychotraumatisme, la responsabilité s'incarne juridiquement au titre de l'exercice de la tutelle et se révèle dans le devoir de veiller à la santé de l'enfant. La responsabilité éthique quant à elle, renvoie à l'assignation qui est faite de répondre à son appel. C'est bien au sein de la relation, du temps passé avec autrui, de l'écoute de son récit, que s'ouvre l'entrée dans la responsabilité éthique. Elle prend corps dans la densité relationnelle. Elle se détache de l'axe théorique de la responsabilité juridique à la responsabilité morale, et s'organise autour de l'expérience de la rencontre, de manière empirique, pour créer une autre forme de responsabilité : celle de l'un pour l'autre.

Nous avons vu que le récit traumatique d'Adama surgit au moment où Béatrice lui propose une orientation vers des soins psychiques, mais Adama l'a désignée *elle* pour accueillir son récit. Témoigner sa responsabilité à autrui implique l'impérieuse nécessité de ne pas se dérober face à l'émergence de sa vulnérabilité. Au moment de l'appel de l'Autre, le sujet *élu* (en référence à Levinas) n'est pas *interchangeable*. Il est *irremplaçable* dans la relation, dans la mesure où il ne peut pas déléguer sa responsabilité à un autre. Mais cette responsabilité morale est dense. De surcroît, en ce qui concerne l'accompagnement des mineurs isolés, elle est doublée d'une responsabilité juridique contenue dans l'exercice de la tutelle. Revenons au témoignage de Béatrice, au moment où Adama refuse l'orientation vers les soins psychiques.

> Il a déposé cette bombe, et au final, ça s'est arrête là. Il n'est pas allé voir quelqu'un ! […] Et moi, je me dis : j'en ai rien fait de ce truc ! […]

Ce court extrait semble contenir et traduire tout le poids lié à la responsabilité morale et juridique envers autrui. « J'en ai rien fait de ce truc ! ». Cette phrase renvoie implicitement à la crainte d'être tenu pour responsable de son inaction, au titre de la représentation de la tutelle, et au sentiment de culpabilité de ne pas *agir* face à la souffrance d'autrui. En d'autres termes, la culpabilité est double.

Le témoignage de Françoise révèle également la densité de la responsabilité morale qui pèse sur l'accompagnement éducatif. Elle ne se décourage pas face au sentiment d'étrangeté perçu au premier entretien avec Soraya. Elle ne renonce pas à aller à sa rencontre. Au contraire, elle se questionne, cherche des solutions pour accéder à sa singularité. Mais pour ce faire, elle lui accorde un temps qu'elle n'a pas et dont elle ne dispose plus. En d'autres termes elle prend sur elle de se dégager un temps de rencontre propice à l'émergence d'une rencontre éthique.

> J'allais la voir pour manger avec elle. Je réalise d'ailleurs, en le disant, que je prenais le temps de faire avec elle des choses que je ne fais plus, parce que je n'en ai plus le temps ou que je ne le prends plus.

Cet extrait retranscrit la prise de responsabilité individuelle du référant ASE au sein de la relation d'accompagnement des mineurs. Françoise porte seule la décision d'aménager ou non, des instants susceptibles de favoriser l'établissement d'un lien.

Rachel quant à elle semble porter seule la responsabilité d'accompagner Moussa en dehors d'un dispositif de soin du psychotraumatisme, qu'il refuse, en proposant des alternatives aux soins.

> Donc on essaie de trouver d'autres médias, d'autres supports. On cherche quelque chose qui peut être thérapeutique et là, en l'occurrence, le sport l'est pour Moussa.

Les témoignages que nous avons recueillis nous indiquent que les travailleurs sociaux sont affectés par la rencontre de la vulnérabilité des mineurs qu'ils accompagnent et s'engagent dans une responsabilité éthique qui, cependant, semble bien lourde à porter. Ils semblent pris dans une situation paradoxale : à la fois mobilisés par le devoir de répondre de la vulnérabilité des mineurs et inhibés par la lourdeur du poids de la responsabilité morale ou la lourdeur des exigences administratives qui absorbent leur temps de travail et qu'ils ne peuvent assumer seuls.

Il relève donc de l'institution elle-même de s'engager pour déployer des espaces de régulation éthique et non purement juridique.

Il s'agirait alors de s'extraire d'un rapport de force binaire, entre les deux pendants juridique et moral du principe de responsabilité. Il y a lieu de travailler à l'établissement d'une *éthique de la responsabilité*. Cette éthique de la responsabilité n'est pas similaire à la *responsabilité éthique*, bien qu'elle en soit un des corolaires, et doit être portée institutionnellement pour que les travailleurs médico-sociaux ne ploient pas sous le poids moral de la responsabilité éthique ou au contraire ne subissent pas l'appauvrissement du sens de leurs pratiques professionnelles en raison d'une focalisation sur les aspects administratifs ou juridiques. L'éthique de la responsabilité consiste à établir un équilibre juste entre les contraintes institutionnelles et la responsabilité éthique qui ne peut ni être réduite à la morale, ni reposer exclusivement sur les épaules des travailleurs médicaux-sociaux.

Ce dernier chapitre nous a permis d'aborder le temps de la mise en récit du vécu traumatique. C'est un temps ultérieur à celui de l'effraction traumatique. Il augure de la capacité du sujet à se reconstruire après l'évènement traumatique.

La mise en débat des thèses de Ricœur et Levinas a fait ressortir plusieurs points de désaccords théoriques permettant de dégager une temporalité propre à l'éthique, s'organisant à priori ou à posteriori de la rencontre avec autrui. Cette temporalité annonce l'émergence d'une éthique singulière, *sur mesure*, ou au contraire l'élaboration de principes éthiques pouvant s'appliquer à tous et se déployer sous la forme de *procédure de la relation d'accompagnement*.

Nous sommes sensibles à l'établissement d'une éthique *sur mesure*, découlant d'une rencontre singulière. Cependant, il est une évidence que des principes relationnels de base, tels que l'accueil, l'écoute ou l'absence de jugement moral par exemple, nourrissent la relation d'accompagnement. Mais ils ne peuvent à eux seuls garantir l'éthique relationnelle et leur existence ne doit pas dispenser de la rencontre éthique fondée sur l'accueil de la singularité et de la vulnérabilité d'autrui, et secondairement, l'assignation à en répondre.

Au-delà de la responsabilité éthique liant le travailleur social au mineur accompagné, nous avons souligné la nécessité d'élaborer institutionnellement une éthique de la responsabilité, afin que les travailleurs médico-sociaux ne se noient pas sous le poids moral de la responsabilité et son pendant juridique.

CONCLUSION

L'accès aux soins psychiques pose avec acuité la question du consentement aux soins.

En cas de refus de soin du psychotraumatisme, la vulnérabilité des mineurs isolés justifie-t-elle de faire primer le paradigme de protection sur celui d'autonomie, et d'outrepasser ainsi cette notion de consentement ? Face à cette situation, nous nous sommes demandés dans cet ouvrage quelle réponse serait de nature à préserver leur dignité et à satisfaire notre devoir de protection d'une population vulnérable.

Nous avons vu que le respect du principe d'intérêt supérieur de l'enfant, consacré par la CIDE, assure aux mineurs isolés une protection sur le territoire, théoriquement identique à celle offerte aux enfants français, du fait de leur minorité. Cependant, même si les lois guidant la protection de l'enfance sont effectivement les mêmes pour tous, quelle que soit la nationalité du mineur, le droit relatif aux majeurs étrangers conditionne et oriente la mise en œuvre de cette protection du temps de leur minorité. Le temps qui s'écoule au sein de la mesure d'accompagnement à l'ASE est, de ce fait, presqu'entièrement absorbé par les démarches administratives à accomplir pour préparer l'accès à une régularisation protégeant la possibilité d'une vie future en France.

Or, du fait de la violence du parcours migratoire, des conditions de vie antérieures à l'exil, de leur jeune âge et de leur isolement, l'accès aux soins du psychotraumatisme apparaît comme un enjeu essentiel de l'accompagnement des mineurs isolés. En effet, dans le cadre de l'exercice de la tutelle et en tant qu'institution participant à des actions de prévention, l'ASE est l'un des débiteurs du droit de la protection de la santé.

Par conséquent, le refus d'accès aux soins du psychotraumatisme soulève une aporie dans l'accompagnement des mineurs isolés au sein de la protection de l'enfance : comment les protéger des effets de ce trouble psychique tout en veillant au respect de leur autonomie et de leur dignité ?

La notion de contrainte aux soins apporte-t-elle une réponse satisfaisante vis-à-vis de ce devoir de protection ?

L'éthique de la relation d'accompagnement vers les soins psychiques, permet-elle de nourrir une réflexion susceptible de résoudre cette aporie ?

La rencontre éthique – au sens où elle surgit dans le rapport à autrui – peut être entravée par les effets du psychotraumatisme sur la capacité à faire confiance, à habiter son corps comme agent de la relation à autrui et comme lieu de l'émanation de sa propre vulnérabilité. Ces effets ont des répercussions sur la capacité à percevoir sa propre souffrance et à la manifester auprès d'autrui dans une demande d'aide ou de soins psychiques. L'enjeu éthique de la relation d'accompagnement est alors d'aménager cet accompagnement de sorte à favoriser l'émanation de la subjectivité et de l'unicité du sujet. Pour que le sujet *paraisse*, il est nécessaire que le temps qui s'écoule au sein de l'accompagnement se remplisse de la présence de l'Autre. Il s'agit, pour les professionnels, de se rendre disponibles à la rencontre éthique, et pour les personnes accompagnées, d'investir la possibilité de nouer une relation. Cette relation ne pourra s'établir qu'à condition que la continuité du lien s'inscrive au sein de l'accompagnement, malgré les vicissitudes de parcours parfois chaotiques et la prise en compte d'un temps subjectif, face au temps objectif de l'institution.

Face au refus de l'orientation vers les soins du psychotraumatisme, le recours à la norme peut être appréhendé sous sa forme contraignante, en imposant les soins, ou sous un aspect potentiellement actualisant de l'organisme en souffrance capable de produire de nouvelles normes de vie. En d'autres termes, si le soin vise un objectif de réhabilitation d'une norme *saine,* appréhendée comme point de référence et idéal normatif, il produit une norme susceptible d'induire une vision déficitaire de la personne atteinte de troubles psychiques.

En revanche, une vision plus capacitaire de la personne en souffrance permet de considérer les stratégies d'adaptation de l'organisme affecté, de les identifier comme nouvelles normes de vie, et, d'élaborer un projet de soin autour de la potentialité de cet organisme à s'autorégénérer, en soutenant la possibilité de multiplier les interactions positives avec un milieu adéquat et valorisant.

Au regard du principe de respect de la dignité humaine, et en dehors d'une menace potentielle pour la sécurité de l'individu ou celle d'autrui, la contrainte aux soins n'apparaît pas comme étant de nature à préserver la dignité de la personne. De surcroît, la mise en place d'une éventuelle contrainte risquerait de s'avérer inefficace dans la mesure où la réussite d'un dispositif de soins psychiques repose sur l'adhésion et la participation du sujet.

Il ne s'agit pas pour autant de renoncer au projet de soin, mais d'adapter la manière dont on pense l'accompagnement vers le soin. Il semble alors nécessaire d'admettre que l'orientation vers des dispositifs standards de soins psychiques (psychothérapies, traitements médicamenteux), tant que le sujet les refuse, ne soit pas l'unique alternative dont on dispose pour apaiser la souffrance. La recherche du consentement aux soins doit toujours être présente et constituer un objectif de l'accompagnement du mineur à l'ASE, mais elle peut parfois être le fruit d'un travail de longue haleine et nécessiter un temps long, prendre plusieurs mois voire, plusieurs années. Dans cet intervalle de temps, un des moyens d'apaiser les tensions psychiques est de s'appuyer sur les *ressources individuelles*, en référence à une vision *capacitaire* de la personne, pour lui permettre d'expérimenter de nouvelles interactions, plus positives, avec son environnement. Il s'agit alors de trouver un juste équilibre entre la protection d'une personne vulnérable et la promotion de son autonomie, tendant à préserver sa dignité.

La vulnérabilité d'une personne ne légitime pas, à elle seule, la capacité de contraindre, qui repose nécessairement sur un critère de dangerosité.

La mise en débat des apports théoriques de Ricœur et Levinas nous a permis de discuter la temporalité d'entrée dans l'éthique, *à priori* ou à *postériori* de la rencontre. Cette question de temporalité et donc, d'intentionnalité de l'éthique, prolonge notre réflexion sur le lien de causalité entre contrainte et vulnérabilité. En effet la position levinassienne, qui exclut toute intentionnalité d'entrer dans l'éthique, consisterait à renoncer à une volonté de *domination* de la vulnérabilité d'autrui qui immanquablement nous déborde. Cette posture éthique nous contraindrait à *faire avec* la vulnérabilité d'autrui et peut-être même à l'investir comme point de rencontre inaugural, opérant dans le même temps un renversement de l'asymétrie de la relation et de la contrainte. C'est la vulnérabilité du sujet qui nous oblige et nous contraint d'en répondre.

Dans le cadre de l'accompagnement vers les soins du psychotraumatisme des mineurs isolés, lorsque l'orientation proposée fait l'objet d'un refus, il peut être nécessaire de se décaler de ses repères habituels et de prendre en compte la subjectivité qui s'exprime à travers ce refus.

S'ouvrir à la norme de l'Autre sans se sentir menacé par un décalage culturel, par sa souffrance psychique, son angoisse ou sa rigidité, implique la volonté d'aménager l'espace-temps de l'accompagnement à l'Aide sociale à l'enfance de sorte que cette subjectivité puisse paraître et trouver une place au sein-même de l'objectivité institutionnelle. Mais cela ne peut exclusivement reposer sur la seule volonté du travailleur social. Il relève de l'institution d'aménager des espaces de formation, des groupes de réflexion éthique, pour soutenir les professionnels dans leur pratique quotidienne en s'interrogeant sur leur rapport à la norme et en questionnant les tensions éthiques soulevées par ces situations, et diffracter ainsi la responsabilité morale qui pèse sur eux. Ces aménagements relèvent d'une éthique de la responsabilité et doivent être mis en place par les institutions. Cela implique également que ces institutions, en charge de l'accompagnement d'enfants vulnérables, permettent et encouragent une inventivité dans les pratiques professionnelles, tout en encourageant le déploiement de temps dits *informels* au sein de l'accompagnement éducatif, pour que la rencontre éthique puisse advenir. Ce temps consacré, sans autre objectif que la rencontre pour la rencontre, s'offre comme un luxe dans la relation éducative et ne peut exister que si le nombre de jeunes accompagnés par le référent ASE n'excède pas un seuil trop élevé.

Il s'agirait également de ne pas renoncer lorsque les dispositifs classiques de soins proposés par l'institution ne sont pas investis par les jeunes et de s'autoriser à partir de leurs besoins, demandes et capacités, pour créer de nouveaux dispositifs d'accompagnement : pratique sportive, artistique ou tout autre activité étant source d'appétence et de réussite.

La prise en compte de la singularité et de la vulnérabilité du sujet – quelle que soit la forme sous laquelle elles s'expriment – constitue le point d'ancrage de la relation éthique et s'offre en résistance contre les effets objectivant d'une focalisation sur les nécessités administratives et les aspects juridiques de l'accompagnement social.

Cependant, ce rapport entre la prise en compte de la singularité du sujet et les nécessités administratives à accomplir, doit être proportionné à la recherche d'un équilibre permettant une harmonie entre les contraintes internes (de la personne accompagnée) et les contraintes externes (de l'institution).

Par conséquent, l'éthique de la relation d'accompagnement social correspondrait au nouement de cette relation unique, singulière et sans cesse réinventée, qui donne sa densité à la relation d'accompagnement et insuffle du sens au travail social pour lui redonner toute son envergure.

Bibliographie

AMERICAN PSYCHIATRIC ASSOCIATION, *DSM-5®: manuel diagnostique et statistique des troubles mentaux*, 5e édition, Issy-les-Moulineaux, Elsevier Masson, 2015.

ARENDT Hannah, *Condition de l'homme moderne*, Paris, Pocket, coll. « Agora 24 », 1988.

BASTIANI Flora, « Le meurtre: pouvoir possible et impossible », *Totalité et infini: une oeuvre de ruptures*, Paris, coll. « SIREL/Actualité de Levinas », 2017.

BASTIANI Flora, *La conversion éthique: introduction à la philosophie d'Emmanuel Levinas*, Paris, l'Harmattan, coll. « La philosophie en commun », 2012.

BASTIANI Flora, « L'instant du traumatisme », Paris, l'Harmattan, coll. « La philosophie en commun », 2012.

BECK Ulrich, *La société du risque: sur la voie d'une autre modernité*, Paris, Flammarion, coll. « Champs Essais », 2008.

BERGSON Henri, *Essai sur les données immédiates de la conscience,* Paris, Presse universitaires de France, coll. « Quadrige », 2013.

BRICAUD Julien, *« Accueillir les jeunes migrants » - Les mineurs isolés étrangers à l'épreuve du soupçon*, Editions de la Chronique sociale, Lyon, 2020.

CANGUILHEM Georges, *Le normal et le pathologique*, 12e édition, Paris, Presses universitaires de France, coll. « Quadrige », 2013.

CROCQ Louis, *Les traumatismes psychiques de guerre*, Odile Jacob, 1999.

DERRIDA Jacques, *Donner le temps. 1. La fausse monnaie*, Paris, Galilée, coll. « La Philosophie en effet », 1991.

ETCHEGOYEN Alain, *Le Temps des responsables*, Paris, Julliard, coll. « Agora 153 », 1993.

FOUCAULT Michel, *Histoire de la folie à l'âge classique*, Gallimard, coll. « Tel », 1976.

FREUD Sigmund, *Au-delà du principe de plaisir*, Paris, Presses universitaires de France, coll. « Quadrige », 2017.

FREUD Sigmund, *L'inquiétante étrangeté*, Paris, Hatier, coll. « Profil Textes philosophiques », 1993.

FREUD Sigmund et BREUER Josef, *Études sur l'hystérie*, 15e édition., Paris, Presses universitaires de France, coll. « Bibliothèque de psychanalyse », 2002.

GOLDSTEIN Kurt, « Le comportement ordonné et le comportement catastrophique angoisse et peur », *La nature humaine à la lumière de la psychopathologie*, Paris, Les Belles Lettres, coll. « Médecine & sciences humaines », 2021.

GOLDSTEIN Kurt, *La structure de l'organisme: introduction à la biologie à partir de la pathologie humaine*, Paris, Gallimard, coll. « Tel 78 », 1983.

KANT Emmanuel, *Métaphysique des mœurs. II. Doctrine du droit Doctrine de la vertu*, Paris, Flammarion, 1994.

KANT Emmanuel, *Fondement de la métaphysique des moeurs*, Paris, Delagrave, 1975.

LEVINAS Emmanuel, *Le temps et l'autre*, 11e édition., Paris, Presses universitaires de France, coll. « Quadrige », 2014.

LEVINAS Emmanuel, *De l'évasion*, Paris, Librairie générale française, coll. « Le Livre de poche Biblio essais », 1998.

LEVINAS Emmanuel, *Autrement qu'être ou au-delà de l'essence*, Paris, Librairie générale française, coll. « Le Livre de poche Biblio essais 4121 », 1990.

LEVINAS Emmanuel, *Totalité et infini: essai sur l'extériorité*, Paris, Librairie générale française, coll. « Le Livre de poche Biblio essais », 1990.

LEVINAS Emmanuel, RICŒUR Paul, MOSES Stéphane et CHALIER Catherine, *Répondre d'autrui, Emmanuel Lévinas: autour d'un entretien avec Emmanuel Lévinas*, Neuchâtel, À la Baconnière, coll. « Langages », 1989.

MOQUET-ANGER Marie-Laure, *Droit hospitalier*, 6e édition., Paris La Défense, LGDJ, un savoir-faire de Lextenso, coll. « Manuel », 2021.

RICŒUR Paul, *Soi-même comme un autre*, Paris, Éditions Points, coll. « Points Essais 330 », 2015.

RICŒUR Paul, *Lectures 3, Aux frontières de la philosophie*, Paris, Ed. du Seuil, coll. « La couleur des idées », 1994.

RICŒUR Paul, *Temps et récit. Tome 3. Le temps raconté*, Paris, Éditions Points, coll. « Points Essais 229 », 1991.

RICŒUR Paul, *Temps et récit. Tome I*, Paris, Éditions du Seuil, coll. « L'ordre philosophique », 1983.

WINNICOTT Donald Woods, *Jeu et réalité: l'espace potentiel*, Paris, Gallimard, coll. « Collection Connaissance de l'inconscient 26 », 1975.

Articles :

BASTIANI Flora, « Comment survivre ? Une approche phénoménologique de la situation de crise à partir de Maldiney et Pankow », *Cliniques méditerranéennes*, n° 2, vol. 96, 2017, p. 175-190.

BIOY Xavier, « La juridicisation accrue de l'hospitalisation sous contrainte », *AJDA*, 2011, p. 174.

CHEVALLIER Jacques, « L'état régulateur », *Revue française d'administration publique*, n° 3, vol. 111, 2004, p. 473-482.

CRISP Ross, « Rogers et Goldstein en retour : la personne actualisante répondant au trauma et à la perte », *Approche Centrée sur la Personne. Pratique et recherche*, trad. Baptiste Alleaume, n° 1, vol. 29, 2020, p. 62-84.

FREUD Sigmund, « Lettre à Wilhelm Fliess », *Libres cahiers pour la psychanalyse*, n° 2, vol. 6, 2002, p. 11-14.

PANKOW Gisela, « La folie et le corps perdu », *Etudes*, n° 03, vol. 330, 1969, p. 433-448.

PIGNOL Pascal et HIRSCHELMANN-AMBROSI Astrid, « La querelle des névroses : les névroses traumatiques de H. Oppenheim contre l'hystéro-traumatisme de J.-M. Charcot », *L'information psychiatrique*, n° 6, vol. 90, 2014, p. 427-437.

RENAUDIE Olivier, « Le contentieux du droit souple en santé mentale : quels enseignements? », *Justice et cassation*, 2023, p. 51.

ROBILLIARD Stéphane, « Témoignage et attestation », *Philosophie*, nº 1, vol. 88, 2006, p. 107-123.

ROUSSILLON René, « Jalons et repères de la théorie psychanalytique du traumatisme psychique », *revue belge de psychanalyse*, nº 40, 2002, p.25-42.

THERON Sophie, « 1. La décision d'entrée dans le dispositif », *Les soins psychiatriques sans consentement*, Paris, Dunod, coll. « Aide-Mémoire », 2017, p. 31-63.

Structures éditoriales du groupe L'Harmattan

L'Harmattan Italie
Via degli Artisti, 15
10124 Torino
harmattan.italia@gmail.com

L'Harmattan Hongrie
Kossuth l. u. 14-16.
1053 Budapest
harmattan@harmattan.hu

L'Harmattan Sénégal
10 VDN en face Mermoz
BP 45034 Dakar-Fann
senharmattan@gmail.com

L'Harmattan Cameroun
TSINGA/FECAFOOT
BP 11486 Yaoundé
inkoukam@gmail.com

L'Harmattan Burkina Faso
Achille Somé – tengnule@hotmail.fr

L'Harmattan Guinée
Almamya, rue KA 028 OKB Agency
BP 3470 Conakry
harmattanguinee@yahoo.fr

L'Harmattan RDC
185, avenue Nyangwe
Commune de Lingwala – Kinshasa
matangilamusadila@yahoo.fr

L'Harmattan Congo
219, avenue Nelson Mandela
BP 2874 Brazzaville
harmattan.congo@yahoo.fr

L'Harmattan Mali
ACI 2000 - Immeuble Mgr Jean Marie Cisse
Bureau 10
BP 145 Bamako-Mali
mali@harmattan.fr

L'Harmattan Togo
Djidjole – Lomé
Maison Amela
face EPP BATOME
ddamela@aol.com

L'Harmattan Côte d'Ivoire
Résidence Karl – Cité des Arts
Abidjan-Cocody
03 BP 1588 Abidjan
espace_harmattan.ci@hotmail.fr

Nos librairies en France

Librairie internationale
16, rue des Écoles
75005 Paris
librairie.internationale@harmattan.fr
01 40 46 79 11
www.librairieharmattan.com

Librairie des savoirs
21, rue des Écoles
75005 Paris
librairie.sh@harmattan.fr
01 46 34 13 71
www.librairieharmattansh.com

Librairie Le Lucernaire
53, rue Notre-Dame-des-Champs
75006 Paris
librairie@lucernaire.fr
01 42 22 67 13

www.ingramcontent.com/pod-product-compliance
Lightning Source LLC
LaVergne TN
LVHW021229061026
849535LV00008B/2982
* 9 7 8 2 3 3 6 4 9 7 6 5 5 *